Paläo-Diät-Kochbuch

365 Tage lang einfache Paläo-Rezepte für vielbeschäftigte Menschen, 5 Zutaten für köstliche Gerichte.

Bonav Buckrom

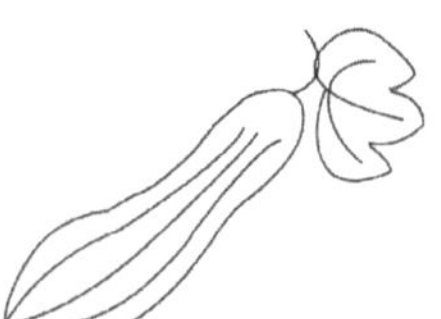 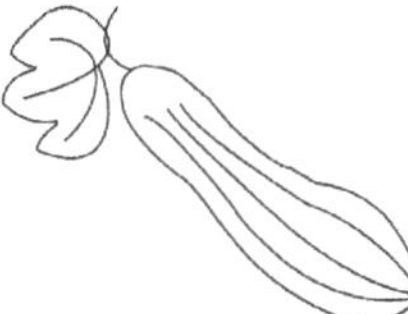

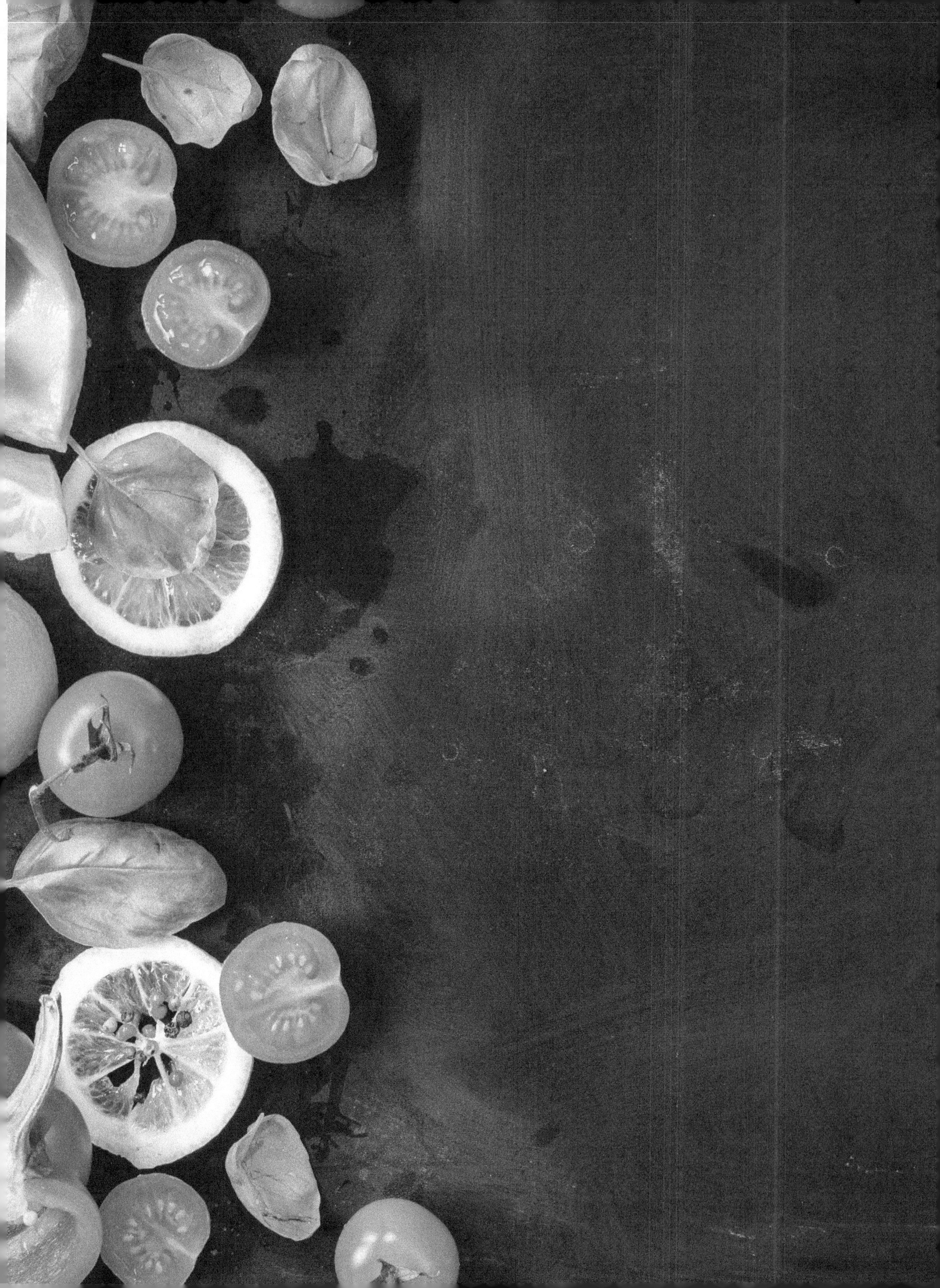

Inhaltsverzeichnis

EINFÜHRUNG

Die Paleo-Diät hat es mir ermöglicht, ein gesundes, aktives Leben zu führen.
Die Übernahme des Paläo-Lebensstils ist nicht einfach, aber völlig
anpassungsfähig. Mit diesem Paleo-Diät-Kochbuch entfällt der Aufwand und die
Komplexität des Paleo-Kochens. Es bietet einfache, erschwingliche und gesunde
Rezepte für Sie und Ihre Familie. Dies sind Rezepte, auf die Sie immer wieder
zurückgreifen können. Viele von ihnen verwenden nur ein Kochgefäß. Ich bin hier,
um Ihnen das Kochen zu vereinfachen!
Jede Zutat in diesem Buch ist natürlich, gesund und erschwinglich, sodass Sie
sich keine Gedanken darüber machen müssen, was Sie Ihrem Körper zuführen.
Durch das Nachkochen dieser Rezepte sparen Sie auch Geld, da Sie nicht oft in
Restaurants essen müssen.
Ich hoffe, es bereitet Ihnen ein Leben lang Freude und viele wunderbare Tage beim
Kochen gesunder Mahlzeiten!

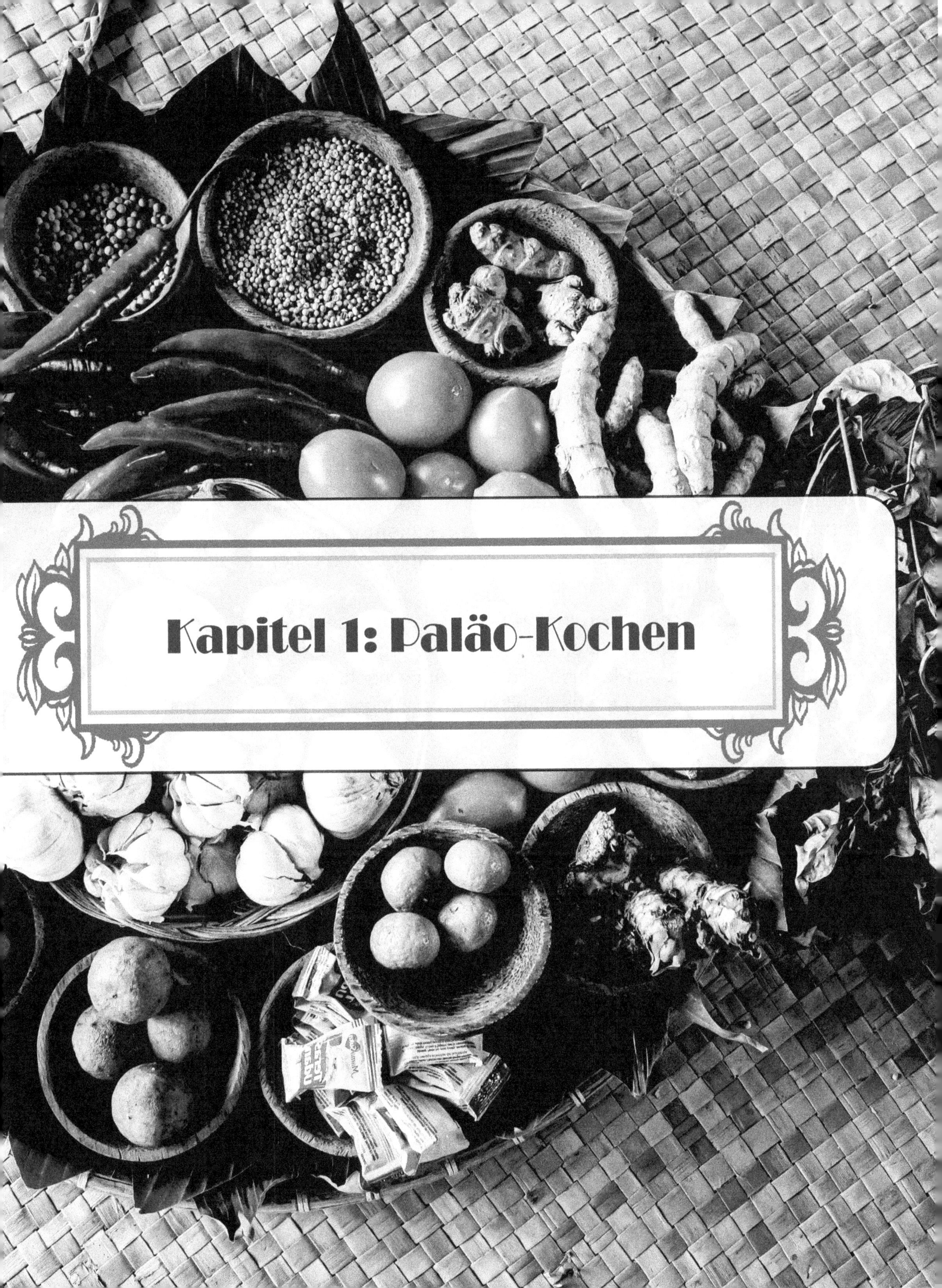

Kapitel 1: Paläo-Kochen

Der Verzehr von Paläo hat viele Vorteile, darunter Gewichtsverlust, höhere Energieniveaus, reinere Haut, ein stärkeres Immunsystem, stabilere Blutzuckerwerte, schlankere Muskeln und weniger Körperfett sowie besseren Schlaf sowie viele entgiftende Vorteile. Eine Paleo-Diät kann auch bei Diabetes, bestimmten Schilddrüsenerkrankungen, Autoimmunproblemen, Nebennierenschwäche und vielen Verdauungsproblemen helfen. Befolgen Sie die Diät und vermeiden Sie verarbeitete Lebensmittel, Getreide, Milchprodukte und Hülsenfrüchte, um diese und weitere Vorteile zu erzielen.

So funktioniert die Paleo-Diät

Die Paläo-Diät basiert auf dem, was unsere Höhlenvorfahren in der sogenannten Altsteinzeit gegessen haben. Die Paläo-Diät ahmt die natürlichen Nahrungsmittel nach, die Höhlenmenschen jagten, sammelten und aßen. Dazu gehören Fleisch, Fisch, gesunde Fette, Blattgemüse, Gemüse, Nüsse und Samen.

Lebensmittel, die Sie bei der Paleo-Diät meiden sollten, sind verarbeitete Lebensmittel, raffinierte Pflanzenöle, Milchprodukte, Hülsenfrüchte, natriumreiche Lebensmittel und Getreidekörner, da sie zu Schilddrüsenproblemen, hohem Blutzuckerspiegel und Gewichtszunahme beitragen können.

Die Paläo-Diät erfreut sich in den letzten Jahren zunehmender Beliebtheit, da immer mehr Menschen unter Gluten- und Weizenallergien leiden. Die Menschen wollen eine Diät, die sie einhalten können, die aber auch nachhaltig ist. Paläo zu essen ist eine einfache, verarbeitete Lebensmittelfreie Ernährungsweise. Paleo ist mehr als eine Diät; Es ist eine Lebensweise.

Die Regeln der Paläo-Ernährung

Für die Paleo-Diät gibt es bestimmte Richtlinien. Sobald Sie den Dreh raus haben, ist der Plan leicht zu befolgen.

Sollte großzügige Mengen an frischem Gemüse enthalten.

Bio ist immer am besten, aber nicht immer möglich. Entscheiden Sie sich bei der Auswahl der Früchte für zuckerarme Früchte, die reich an Antioxidantien sind, wie zum Beispiel frische Beeren.

Sollte reich an gesättigten Fetten sein.

Zum Beispiel Kokosöl, Ghee, Butter und tierische Fette. Gutes Fett zu essen ist gut für Sie! Gesunde Fette tragen dazu bei, ein gesundes Herz zu erhalten und den Körperfettanteil zu senken.

Sollte reich an tierischem Protein sein.

Option für grasgefütterte, auf der Weide gehaltene oder aus der Region stammende Tiere, so oft wie möglich, und wenn möglich nach ethisch erzeugten

Proteinquellen suchen.

Große Mengen an Milchprodukten können zu Blutzuckerspitzen und vielen Verdauungsproblemen führen.

Eliminiert jeglichen raffinierten Zucker, einschließlich Fruchtsäften, außer Zitrone und Limette.

Raffinierter Zucker lässt Ihren Blutzuckerspiegel in die Höhe schnellen, was wir vermeiden möchten. Der Verzicht auf raffinierten Zucker trägt dazu bei, Ihren Blutzuckerspiegel auf natürliche Weise auszugleichen.

Bewegung ist der Schlüssel!

Es hat sich gezeigt, dass das Heben von Gewichten und körperliche Betätigung Osteoporose, bestimmte Krebsarten und übermäßige Gewichtszunahme reduzieren. Versuchen Sie, jeden Tag mindestens 30 Minuten Sport zu treiben.

Vermeiden Sie Stress und Optionen für acht Stunden Schlaf, wann immer möglich.

Stress schadet dem Körper. Wir brauchen Schlaf, um unsere Hormone auszugleichen und zu verhindern, dass unser Cortisolspiegel den ganzen Tag über ansteigt.

Über die Rezepte

Der Beginn einer neuen Diät kann schwierig sein, aber noch schwieriger ist es, wenn die Rezepte zu kompliziert sind und Zutaten erfordern, die Sie normalerweise nicht regelmäßig verwenden. Keine Sorge – die Rezepte in diesem Kochbuch sind einfach zu befolgen und jedes Rezept verwendet nur 5 Hauptzutaten. Die meisten verwenden Grundzutaten für die Küche, mit denen Sie wahrscheinlich bereits kochen! Der andere Vorteil ist, dass die meisten in weniger als 30 Minuten zubereitet werden können.

Jedes Rezept in diesem Buch verwendet 5 Hauptzutaten, Ihre grundlegenden Küchenutensilien wie Salz, Pfeffer und Speiseöle nicht mitgerechnet. Halten Sie Ihre Küche gut mit diesen Grundzutaten ausgestattet (die nicht zu den 5 Hauptzutaten gezählt werden).

- Speiseöl (Kokosöl, Ghee, Olivenöl)
- Frisch gemahlener schwarzer Pfeffer
- Frische Zitronen und Limetten
- Mandel-Kokosmilch
- Knoblauch
- Meersalz

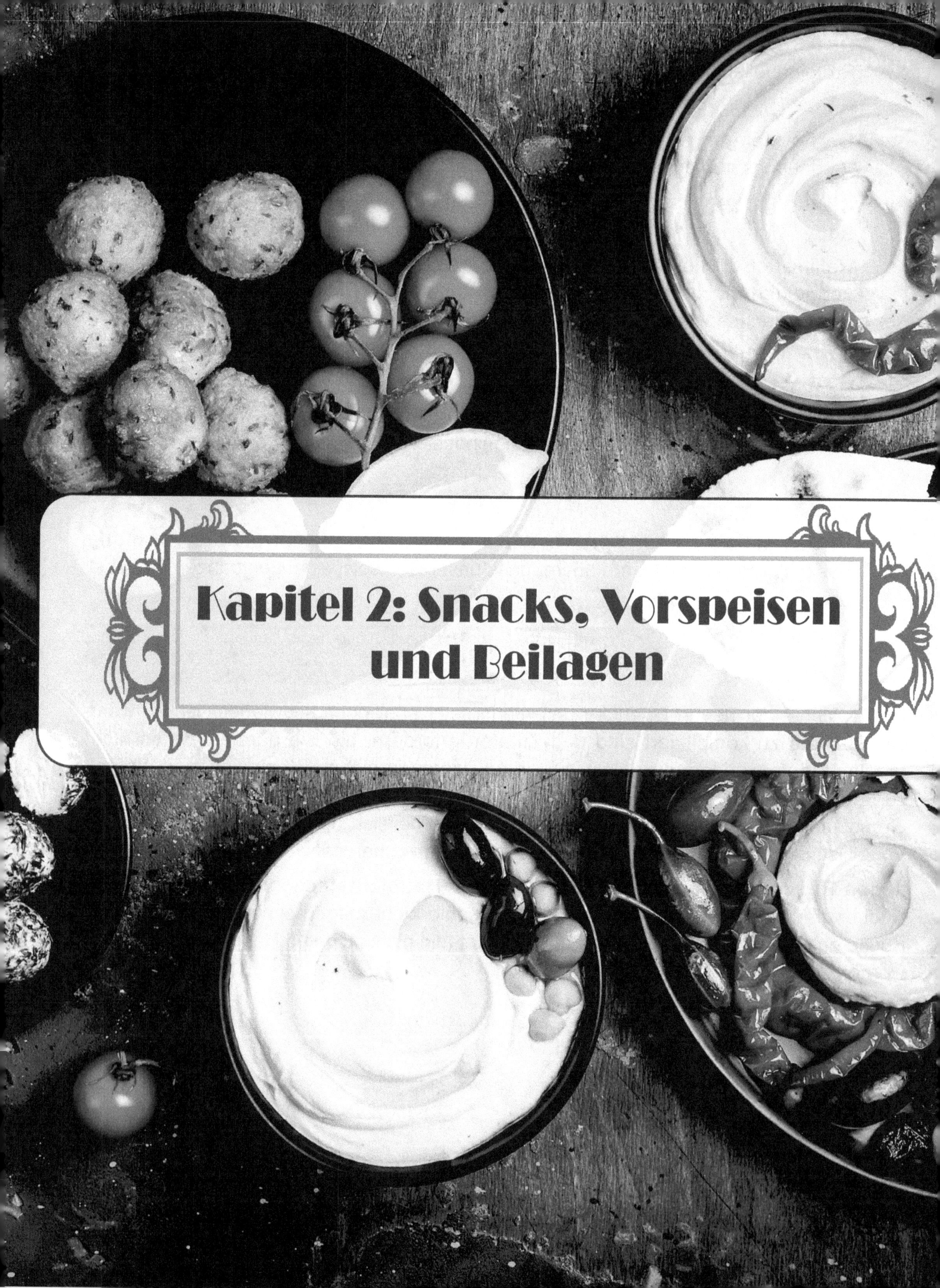

Kapitel 2: Snacks, Vorspeisen und Beilagen

Würzige Grünkohlchips mit Avocadoöl

Etiketten: Eifrei | Nussfrei | Vegan
Vorbereitungszeit: 10 Minuten
Kochzeit: 25 Minuten
Portionen: 5

Zutaten:

- 2 Bund Grünkohl
- 2 Teelöffel Zwiebelpulver
- 1 Teelöffel Knoblauchpulver
- 2 Teelöffel Paprika
- 3 Esslöffel Avocadoöl
- Schale von 1 Zitrone
- Grobes Meersalz

Richtungen:

1. Heizen Sie den Ofen auf 350 °F (ca. 176 °C) vor.
2. In einer kleinen Schüssel Paprika, Knoblauchpulver, Zwiebelpulver und Zitronenschale verrühren.
3. Grünkohlblätter gründlich waschen und trocknen, entstielen und in kleinere Stücke schneiden, etwa so groß wie Kartoffelchips. Den Grünkohl in eine große Schüssel geben und mit Avocadoöl beträufeln. Massieren Sie das Öl in die Blätter ein, um sicherzustellen, dass sie alle gut bedeckt sind.
4. Streuen Sie die Gewürzmischung über den Grünkohl. Mit sauberen Händen alles gründlich vermischen. Den Grünkohl in einer Schicht auf einem Backblech verteilen.
5. 10 Minuten backen. Könnten Sie das/die Backblech(e) von hinten nach vorne und von oben nach unten drehen, wenn Sie mehr als ein Backblech verwenden?
6. 15 Minuten backen oder bis die Chips schön knusprig sind.
7. Mit grobem Meersalz bestreuen!

Tipp:

Um die knusprigsten Chips zu erhalten, trocknen Sie Ihre Grünkohlblätter gut ab, reißen Sie sie in große Stücke und verwenden Sie trockene Gewürze und nur wenig Öl, da flüssige Aromen verhindern, dass Ihre Chips knusprig werden.

Herzhafte Bio-Fleischbällchen

Etiketten: Nussfrei
Vorbereitungszeit: 15 Minuten
Kochzeit: 40 Minuten
Portionen: 5

Zutaten:

- ¼ Tasse gehackte frische Petersilie, plus etwas mehr zum Garnieren
- 1 Pfund Bio-Rinderhackfleisch
- 1 mittelgroße rote Zwiebel, gehackt
- 2 Knoblauchzehen, gehackt
- 1 großes Ei, geschlagen

Richtungen:

1. Heizen Sie den Ofen auf 400 °F (ca. 204 °C) vor.
2. Ein umrandetes Backblech mit Backpapier auslegen und beiseite stellen.
3. In einer großen Schüssel Rindfleisch, Ei, Knoblauch, rote Zwiebeln und Petersilie vermischen. Mischen Sie und achten Sie darauf, die Zutaten gut zu verkneten, damit die Fleischbällchenmischung schön dick wird.
4. Formen Sie aus der Fleischmischung 2,5 cm große Kugeln und legen Sie diese auf das vorbereitete Backblech.
5. Backen Sie die Fleischbällchen 40 Minuten lang oder bis sie gar sind und nicht mehr rosa sind.
6. Die Fleischbällchen heiß und mit Petersilie garniert servieren. Mit einfachem Ketchup und hausgemachter Mayonnaise zum Dippen servieren.

Mini-Peperoni-Pizzahäppchen

Etiketten: Eifrei | Nussfrei | 30 Minuten oder weniger
Vorbereitungszeit: 10 Minuten
Kochzeit: 15 Minuten
Portionen: 5

Zutaten:

- 12 Scheiben nitratfreie Peperoni
- 2 Tassen gehackte gemischte Paprika

- 1 (4 Unzen) Dose geschnittene schwarze Oliven
- 2 Tassen Paleo-Tomatensauce
- 12 ganze Kirschtomaten

Richtungen:

1. Heizen Sie den Ofen auf 400 °F (ca. 204 °C) vor.
2. Je 1 Peperonischeibe in jede Mulde einer 12-Muffinform drücken.
3. Füllen Sie jede Mulde mit Paprika, Oliven und einer Kirschtomate.
4. Jedes Pizzastück mit etwa 2 Esslöffeln Paleo-Tomatensauce beträufeln.
5. 14 Minuten backen, oder bis die Soße Blasen wirft und die Peperoni schön knusprig sind.

Tipp:

Mit dünn geschnittenen frischen Basilikumblättern garnieren, um ihnen zusätzlichen Geschmack zu verleihen und ihnen ein hübsches Aussehen zu verleihen.

Rucola-Erdbeer-Beilagensalat

Etiketten: Eifrei | Vegan | 30 Minuten oder weniger
Vorbereitungszeit: 5 Minuten
Portionen: 5

Zutaten:

- 1 Tasse Walnüsse, geröstet (oder Sonnenblumen- oder Kürbiskerne)
- 2 Tassen geschnittene frische Erdbeeren
- 1 Tasse gehackter frischer Koriander
- 4 Tassen Rucola
- Zitrusvinaigrette

Richtungen:

1. In einer mittelgroßen Schüssel Rucola, Erdbeeren, Koriander und Walnüsse vermischen. Zum Kombinieren vermischen.
2. Die Vinaigrette über den Salat träufeln und servieren.

Süßkartoffel-Avocado-Becher

Etiketten: Eifrei | Vegan
Vorbereitungszeit: 15 Minuten
Kochzeit: 1 Stunde
Portionen: 5

Zutaten:

- 1 Avocado, halbiert, entkernt und in Scheiben geschnitten
- 4 Süßkartoffeln
- 4 Knoblauchzehen, geschält
- 1 Tasse gehackte Tomate
- ½ Tasse gehackte rote Zwiebel
- 1 Tasse gehackter frischer Koriander
- Meersalz und frisch gemahlener schwarzer Pfeffer
- 1 Esslöffel Kokosöl und mehr, erwärmt, zum Servieren (optional)

Richtungen:

1. Heizen Sie den Ofen auf 400 °F (ca. 204 °C) vor.
2. Jede Süßkartoffel mit etwas Kokosöl einreiben und auf ein Backblech legen.
3. Wickeln Sie die Knoblauchzehen in ein Stück Alufolie und legen Sie sie auf das Backblech.
4. Backen Sie die Süßkartoffeln und den Knoblauch 1 Stunde lang oder bis sie weich sind. Wenn die Kartoffeln fertig sind, lässt sich ihre Schale leicht abziehen. Herausnehmen und abkühlen lassen.
5. Während die Kartoffeln abkühlen, in einer Küchenmaschine Avocado, Tomate, rote Zwiebel, Koriander und die gerösteten Knoblauchzehen vermengen. 1 Minute lang pulsieren.
6. Schneiden Sie die abgekühlten Süßkartoffeln in der Mitte durch und geben Sie die Avocadomischung in jede Süßkartoffel.
7. Mit Meersalz und Pfeffer würzen. Bei Bedarf mit zusätzlichem erwärmtem Kokosöl beträufeln.

Mit Salami umwickelte Cantaloupe-Melone

Etiketten: Eifrei | Nussfrei | 30 Minuten oder weniger
Vorbereitungszeit: 10 Minuten
Portionen: 5

Zutaten:

- 1 Melone, in Scheiben geschnitten, entkernt und gewürfelt
- 12 Unzen nitratfreie Salamischeiben (oder Prosciutto)
- ½ Tasse Balsamico-Essig
- ⅓ Tasse Natives Olivenöl Extra
- ½ Tasse gehackte frische Minze
- Flockenförmiges Meersalz
- Frisch gemahlener schwarzer Pfeffer

Richtungen:

1. Wickeln Sie eine Scheibe Salami um jedes Stück Melone und befestigen Sie es mit einem Zahnstocher. Wiederholen, bis die gesamte Melone mit Salami umwickelt ist.
2. Legen Sie die eingewickelte Melone auf einen Teller. Mit Essig und nativem Olivenöl extra beträufeln.
3. Mit Minze garnieren und mit Meersalzflocken und Pfeffer würzen.

Im Ofen gebratene Dillgurken

Etiketten: Vegetarisch | 30 Minuten oder weniger
Vorbereitungszeit: 15 Minuten
Kochzeit: 10 Minuten
Portionen: 5

Zutaten:

- 4 Tassen Dillgurkenchips, abtropfen lassen und mit Papiertüchern trocknen
- ½ Tasse fein gehackte frische Petersilie
- 1 Tasse vollfette Kokoscreme
- 1 Tasse Kokosmehl
- 1 großes Ei
- Meersalz und frisch gemahlener schwarzer Pfeffer

1. Heizen Sie den Ofen auf 425 °F (ca. 215 °C) vor.
2. Ein Backblech mit Backpapier auslegen und beiseite stellen.
3. In einer mittelgroßen Schüssel Kokosmehl und Petersilie verrühren. Mit Meersalz und Pfeffer würzen.
4. In einer anderen mittelgroßen Schüssel die Kokoscreme und das Ei verquirlen.
5. Nehmen Sie sich bei diesem Schritt Zeit, damit die Panade an jeder Gurke haften bleibt: Tauchen Sie jede Gurke in die Kokoscrememischung und lassen Sie den Überschuss in die Schüssel und in die Mehlmischung zurückfallen. Achten Sie darauf, dass jede Gurke gut bedeckt ist. Legen Sie die beschichtete Gurke auf das vorbereitete Backblech. Wiederholen Sie den Vorgang mit den restlichen Gurken.
6. Die Gurken 10 Minuten lang backen, dabei nach der Hälfte der Backzeit wenden, bis sie leicht gebräunt sind.
7. Mit hausgemachter Mayonnaise zum Dippen servieren.

Römersalat-BLT-Häppchen

Etiketten: Eifrei | Nussfrei | 30 Minuten oder weniger
Vorbereitungszeit: 10 Minuten
Kochzeit: 5 Minuten
Portionen: 5

Zutaten:

- 6 Frühlingszwiebeln, weiße und hellgrüne Teile gehackt
- 1 (12 Unzen) Packung nitratfreier Speck
- 2 Tassen geschnittene gemischte dreifarbige Kirschtomaten
- 1 Kopf Römersalat, Blätter getrennt
- 1 Tasse frisch gepresster Zitronensaft
- ¼ Tasse Natives Olivenöl Extra
- Meersalz und frisch gemahlener schwarzer Pfeffer

Richtungen:

1. In einer Pfanne bei mittlerer bis hoher Hitze den Speck etwa 5 Minuten lang knusprig braten.
2. Zum Abtropfen auf Papiertücher geben. Den Speck in kleine Stücke schneiden.
3. In einer mittelgroßen Schüssel Tomaten, Frühlingszwiebeln, natives Olivenöl

extra und Zitronensaft vermischen.

4. Mit Meersalz und Pfeffer würzen. Zum Kombinieren vorsichtig umrühren.
5. Füllen Sie jedes Römersalatblatt mit etwas Tomatenmischung.
6. Jedes gefüllte Römerblatt mit Speck bestreuen und servieren.

Süßkartoffelpommes

Etiketten: Eifrei | Vegetarier
Vorbereitungszeit: 20 Minuten
Kochzeit: 30 Minuten
Portionen: 5

Zutaten:

- 2 Pfund Süßkartoffeln, mit Schale, in große Spalten geschnitten
- ¼ Tasse gehackte frische Rosmarinblätter
- ¼ Tasse Natives Olivenöl Extra
- 1 Esslöffel flockiges Meersalz
- ¼ Tasse Kokosöl
- Paleo Ranch Dressing zum Servieren

Richtungen:

1. Heizen Sie den Ofen auf 425 °F (ca. 215 °C) vor.
2. Ein Backblech mit Backpapier auslegen und beiseite stellen.
3. In einer großen Schüssel die Süßkartoffelschnitze, natives Olivenöl extra und
   Kokosöl vermischen. Mit sauberen Händen vermischen, um die Süßkartoffeln
   mit dem Öl zu umhüllen.
4. Legen Sie die Süßkartoffeln auf das vorbereitete Backblech und verteilen Sie sie
   in einer einzigen Schicht, damit sie gleichmäßig garen.
5. 20 bis 30 Minuten lang rösten, oder bis sie eine schöne Goldbraune Farbe
   erreichen.
6. Mit Rosmarin und Meersalz belegen und mit dem Paleo Ranch Dressing zum
   Dippen servieren.

Mit Marinara gefüllte Cremini-Pilze

Etiketten: Eifrei | Nussfrei | Vegan | 30 Minuten oder weniger
Vorbereitungszeit: 10 Minuten
Kochzeit: 10 Minuten
Portionen: 5

Zutaten:

- 1 (12-Unzen) Packung Cremini-Pilze, entstielt
- 1 Esslöffel Knoblauchpulver
- ½ Tasse gehackte frische Petersilie
- ½ Tasse gehackter frischer Basilikum
- 2 Tassen Marinara-Sauce
- ¼ Tasse Natives Olivenöl Extra
- Meersalz und frisch gemahlener schwarzer Pfeffer

Richtungen:

1. Die Pilze mit nativem Olivenöl extra bestreichen und mit Meersalz, Pfeffer und Knoblauchpulver würzen.
2. In einer großen Pfanne bei mittlerer Hitze das restliche native Olivenöl extra erhitzen.
3. Die Pilze in die Pfanne geben. 5 Minuten pro Seite kochen, oder bis sie weich sind.
4. Die Pilze mit der hohlen Seite nach oben in eine Glasauflaufform geben.
5. Füllen Sie jeden Pilz vorsichtig mit Marinara-Sauce.
6. Mit Petersilie und Basilikum belegen. Wenn Sie es knusprig mögen, legen Sie die Pilze für 5 Minuten in den vorgeheizten Backofen (ca. 176 °C).

Mini-Hamburger

Etiketten: Nussfrei | 30 Minuten oder weniger
Vorbereitungszeit: 15 Minuten
Kochzeit: 10 Minuten
Portionen: 5

Zutaten:

- 1½ Pfund Bio-Rinderhackfleisch
- ½ mittelgroße rote Zwiebel, gehackt
- 2 Tassen Kirschtomaten, halbiert
- 2 Tassen gehackter Eisbergsalat
- 1 Tasse kleine Gurkenchips
- Meersalz und frisch gemahlener schwarzer Pfeffer

Richtungen:

1. In einer mittelgroßen Schüssel Rinderhackfleisch und Zwiebeln vermischen. Mit Meersalz und Pfeffer würzen. Vorsichtig mischen, um alles zu kombinieren.
2. Formen Sie die Rindfleischmischung zu kleinen (2,5 cm) Frikadellen (18 bis 20 Frikadellen).
3. Erhitzen Sie eine Grillpfanne oder eine Gusseisenpfanne bei mittlerer bis hoher Hitze. Wenn sie heiß sind, legen Sie die Patties in die Pfanne. Pro Seite 3 Minuten braten.
4. Ein Patty mit etwas Salat, einer Gurke und einer Tomatenhälfte belegen. Stecken Sie einen Zahnstocher in den Mini-Burger, um alles zusammenzuhalten. Wiederholen Sie diesen Schritt, bis Sie alle Burger zubereitet haben.

Gerösteter Büffelblumenkohl

Etiketten: Eifrei | Nussfrei | Vegetarisch | 30 Minuten oder weniger
Vorbereitungszeit: 15 Minuten
Kochzeit: 15 Minuten
Portionen: 5

Zutaten:

- ½ Tasse scharfe Soße (Paleo)
- 1 Tasse frisch gepresster Zitronensaft
- 1 Kopf Blumenkohl, in Röschen geschnitten
- 3 Teelöffel Knoblauchpulver
- 2 Teelöffel gemahlener Kreuzkümmel
- 2 Esslöffel Ghee, geschmolzen
- 3 Teelöffel Paprika
- Meersalz und frisch gemahlener schwarzer Pfeffer

Richtungen:

1. Heizen Sie den Ofen auf 425 °F (ca. 215 °C) vor.
2. Ein umrandetes Backblech mit Backpapier auslegen und beiseite stellen.
3. Den Blumenkohl in eine große Schüssel geben und beiseite stellen.
4. In einer kleinen Schüssel Paprika, Knoblauchpulver und Kreuzkümmel verrühren. Mit Meersalz und Pfeffer würzen und nochmals umrühren.
5. In einer anderen kleinen Schüssel Zitronensaft, scharfe Soße und geschmolzenes Ghee verrühren. Die Mischung auf den Röschen verteilen.
6. Jedes Röschen mit der Gewürzmischung bestreichen. Die Röschen gleichmäßig auf dem vorbereiteten Backblech verteilen.
7. 15 Minuten backen oder bis die Röschen knusprig sind.

Speck-Jalapeño-Poppers

Etiketten: Eifrei
Vorbereitungszeit: 15 Minuten
Kochzeit: 25 Minuten
Portionen: 5

Zutaten:

- 1 (12 Unzen) Dose vollfette Kokoscreme
- 15 Jalapeño-Paprikaschoten, halbiert und entkernt
- 2 Esslöffel Chilipulver
- 15 nitratfreie Speckscheiben
- 15 Mini-Würstchen

Richtungen:

1. Heizen Sie den Ofen auf 425 °F (ca. 215 °C) vor.
2. Ein Backblech mit Backpapier auslegen und beiseite stellen.
3. In einer kleinen Schüssel Kokoscreme und Chilipulver verrühren, bis alles gut vermischt ist.
4. Füllen Sie jede Jalapeño-Hälfte mit etwa 2 Esslöffeln der Kokoscrememischung. Die restliche Kokoscrememischung zum Servieren aufbewahren.
5. Auf jeden gefüllten Jalapeño eine Miniwurst legen.
6. Wickeln Sie jeden Popper mit einer Speckscheibe ein und befestigen Sie ihn bei Bedarf mit einem Zahnstocher. Legen Sie die eingewickelten Jalapeños auf das vorbereitete Backblech.
7. Backen Sie die Poppers 25 Minuten lang, bis der Speck durchgegart ist.

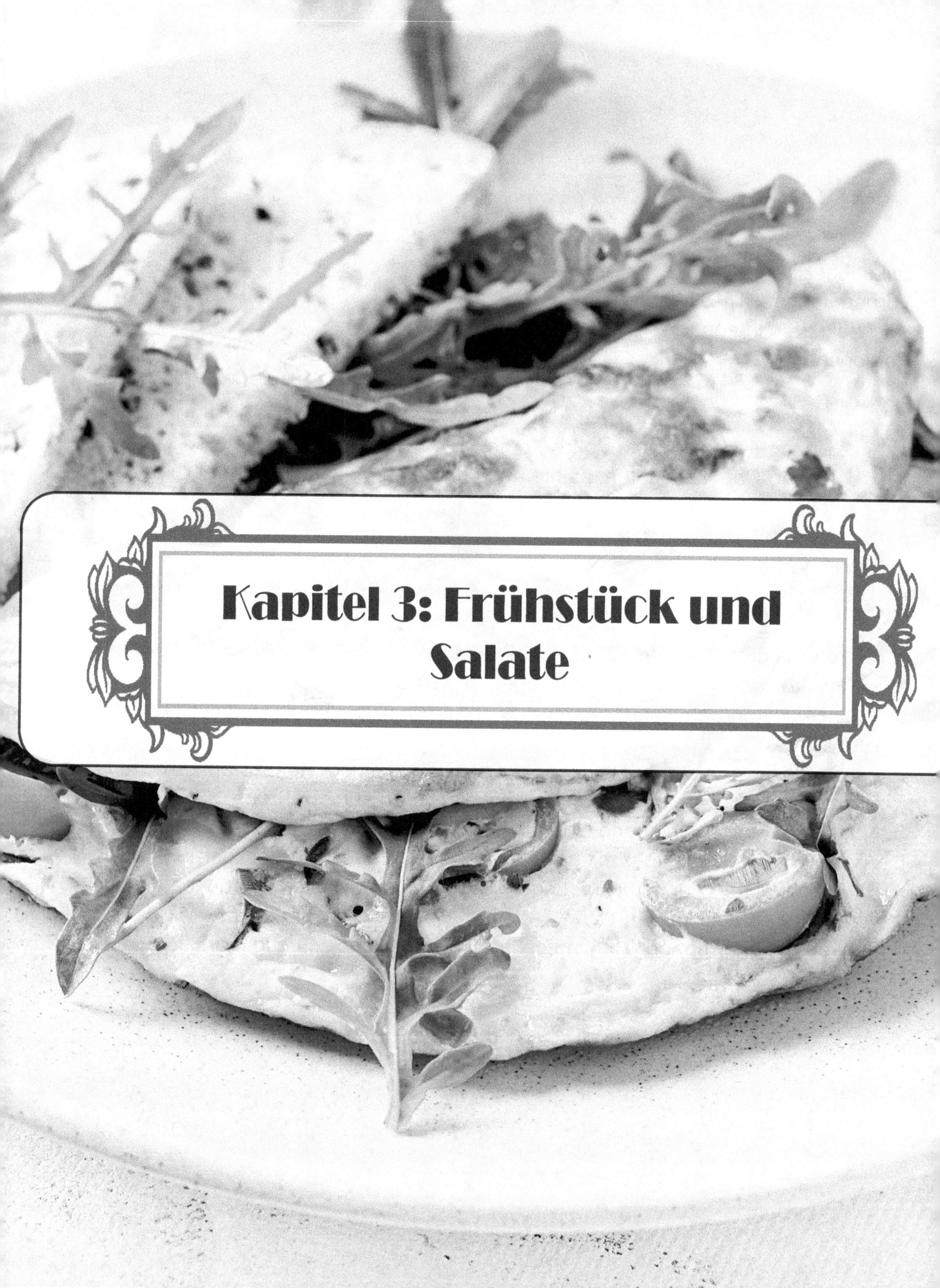

Kapitel 3: Frühstück und Salate

Gebackene Omeletts

Etiketten: Gefriergeeignet | Vegetarier
Vorbereitungszeit: 10 Minuten
Kochzeit: 25 Minuten
Portionen: 5

Zutaten:

- Antihaft-Kochspray zur Zubereitung der Auflaufförmchen
- 1½ Tassen Mandel-Kokosmilch
- ½ Tasse gehackter frischer Koriander
- 2 Tassen gehackter Brokkoli
- 2 Tassen frischer Spinat
- 1 Tasse gewürfelte Tomaten
- 8 große Eier
- Meersalz und frisch gemahlener schwarzer Pfeffer

Richtungen:

1. Den Ofen auf 375°F (ca. 190°C) vorheizen.
2. 5 Auflaufförmchen mit Kochspray bestreichen und beiseite stellen.
3. In einer großen Schüssel die Eier und die Mandel-Kokosmilch verquirlen, bis alles gut vermischt ist. Mit Meersalz und Pfeffer würzen.
4. Brokkoli, Spinat und Tomate hinzufügen. Rühren, bis alles gut vermischt ist. Die Eiermischung auf die vorbereiteten Auflaufförmchen verteilen.
5. Die Auflaufförmchen auf ein Backblech mit Rand legen und in den Ofen schieben.
6. Etwa 25 Minuten backen, bis die Eier nicht mehr flüssig sind und die Oberseite etwas gebräunt ist.
7. Mit frischem Koriander garniert servieren.

Speck-Avocado-Eier Benedict

Etiketten: Nussfrei
Vorbereitungszeit: 15 Minuten
Kochzeit: 20 Minuten
Portionen: 5

Zutaten:

- 1 Tasse frischer Koriander, gehackt, 2 Esslöffel zum Servieren reserviert
- 2 (12 Unzen) Packungen nitratfreier Speck
- 5 Avocados, geschält, halbiert und entkernt
- ½ Tasse frisch gepresster Zitronensaft
- 2 Esslöffel gehackter Knoblauch
- ½ Tasse Natives Olivenöl Extra
- 5 große Eier
- Meersalz und frisch gemahlener schwarzer Pfeffer

Richtungen:

1. Heizen Sie den Ofen auf 400 °F (ca. 204 °C) vor.
2. Ein Backblech mit Backpapier auslegen.
3. Aus etwa 5 Speckscheiben pro Ei einen Boden formen. Legen Sie die 5 Stücke nebeneinander auf das vorbereitete Blech und überlappen Sie sie leicht.
4. 15 Minuten backen oder bis es knusprig ist.
5. Während der Speck kocht, in einer Küchenmaschine Avocado, Koriander, Zitronensaft, Knoblauch und natives Olivenöl extra vermischen. Pürieren, bis eine glatte Masse entsteht. Bewahren Sie Ihr Avocadopüree im Kühlschrank auf, damit es kalt bleibt, bis die Eier fertig sind.
6. Bringen Sie einen mittelgroßen Topf Wasser bei starker Hitze zum Kochen.
7. Ein Ei nach dem anderen in eine kleine Schüssel geben und ins Wasser gleiten lassen. 3 Minuten kochen, bis das Eiweiß fest geworden ist.
8. Legen Sie jeden Speckboden auf einen Teller. Nehmen Sie die Eier vorsichtig mit einem großen Schaumlöffel aus dem Wasser und belegen Sie jeden Boden mit 1 Ei. Die Eier mit Avocadopüree bedecken.
9. Mit dem beiseite gestellten Koriander bestreuen und mit Meersalz und Pfeffer würzen.

Eierbecher mit Brokkoli und Schinken

Etiketten: Gefriergeeignet
Vorbereitungszeit: 5 Minuten
Kochzeit: 35 Minuten
Portionen: 5

Zutaten:

- ½ Tasse gehackte Paprika, beliebige Farbe
- 10 Scheiben Schinken ohne Zuckerzusatz
- 2 Esslöffel Kokosöl
- 1 Tasse gehackter Brokkoli
- ½ Tasse Mandel-Kokosmilch
- 10 große Eier
- Meersalz und frisch gemahlener schwarzer Pfeffer

Richtungen:

1. Den Ofen auf 375°F (ca. 190°C) vorheizen.
2. Jede Mulde einer Muffinform mit 1 Scheibe Schinken auslegen und eine Mulde formen.
3. In einer Pfanne bei mittlerer Hitze das Kokosöl schmelzen. Fügen Sie die Paprika hinzu. 3 Minuten anbraten, bis es weich ist.
4. Den Brokkoli hinzufügen. Weitere 5 Minuten anbraten, bis der Brokkoli weich wird.
5. Füllen Sie die Schinkenbecher etwa zur Hälfte mit dem Gemüse und lassen Sie Platz für das Ei.
6. In einer mittelgroßen Schüssel Mandel-Kokosmilch und Eier verquirlen. Mit Meersalz und Pfeffer würzen. Füllen Sie jeden Muffin bis zum Rand mit der Eimischung. Mit einem Zahnstocher das Gemüse und das Ei verrühren.
7. 25 Minuten backen, bis die Eier fest sind und die Tassen leicht gebräunt sind.

Frühstück im Glas

Etiketten: 30 Minuten oder weniger
Vorbereitungszeit: 10 Minuten
Kochzeit: 15 Minuten
Portionen: 5

Zutaten:

- 2 Tassen Mandel-Kokosmilch
- 3 Tassen geschnittene Pilze
- 3 Tassen geraspelte Karotten
- 1 Esslöffel Ghee
- 1 Pfund gemahlener Truthahn
- 9 große Eier
- Meersalz und frisch gemahlener schwarzer Pfeffer
- Gehackter frischer Koriander zum Garnieren (optional)

Richtungen:

1. In einer großen Schüssel die Eier und die Mandel-Kokosmilch verquirlen.
2. In einer großen Pfanne bei mittlerer Hitze das Ghee schmelzen.
3. Die Eier in die Pfanne geben und bis zum gewünschten Gargrad verrühren. In eine Schüssel umfüllen und beiseite stellen.
4. Stellen Sie die Pfanne wieder auf mittlere Hitze und geben Sie den Truthahn hinein. Mit Meersalz und Pfeffer würzen.
5. 5 Minuten kochen, bis es braun ist. In eine Schüssel umfüllen und beiseite stellen.
6. Stellen Sie die Pfanne wieder auf mittlere Hitze und geben Sie die Pilze und Karotten hinzu. 4 Minuten anbraten, bis alles durchgegart ist.
7. Schnappen Sie sich Ihre Einmachgläser. Geben Sie eine Kugel Rührei auf den Boden jedes Glases.
8. Fügen Sie eine Schicht Truthahn hinzu, gefolgt von einer Schicht Karotten und Pilzen. Wiederholen Sie die Schichten, bis jedes Einmachglas fast voll ist.
9. Mit frischem Koriander garnieren (falls verwendet) und nochmals mit Meersalz und Pfeffer würzen. Diese bleiben abgedeckt im Kühlschrank bis zu 5 Tage haltbar. Warm oder kalt servieren.

Koriander-Avocado-Thunfisch-Salat

Etiketten: Eifrei | Nussfrei | 30 Minuten oder weniger
Vorbereitungszeit: 15 Minuten
Portionen: 5

Zutaten:

- 1 Bund frischer Koriander, gehackt, plus Blätter zum Garnieren
- ½ Tasse frisch gepresster Zitronensaft
- 4 Avocados, halbiert, entkernt und gewürfelt
- 2 Tassen quecksilberfreier Thunfisch aus der Dose
- ½ Tasse Natives Olivenöl Extra
- 2 japanische Gurken, gewürfelt
- 1 mittelgroße rote Zwiebel, in Scheiben geschnitten
- Meersalz und frisch gemahlener schwarzer Pfeffer

Richtungen:

1. In einer mittelgroßen Schüssel das native Olivenöl extra und den Zitronensaft vermischen. Mit Meersalz und Pfeffer würzen. Zum Mischen verquirlen.
2. Avocados, Thunfisch, Gurken, rote Zwiebeln und Koriander hinzufügen. Zum Kombinieren vorsichtig umrühren.
3. Mit Korianderblättern garniert servieren.

Obstsalat mit Kokoscreme

Etiketten: Eifrei | Vegetarisch | 30 Minuten oder weniger
Vorbereitungszeit: 5 Minuten
Portionen: 5

Zutaten:

- 4 Tassen gemischte Beeren (geschnittene Erdbeeren und Blaubeeren)
- 3 Tassen gewürfelte Melone (Melone, Wassermelone, Honigmelone oder eine Mischung)
- 2 Esslöffel vollfette Kokoscreme
- 1 Tasse gehackte frische Minze
- 2 Esslöffel Honig

Richtungen:

1. Nehmen Sie eine große Servierschüssel und vermischen Sie die Beeren und die Melone.
2. Mischen Sie die Minze vorsichtig unter die Früchte.
3. Die Früchte mit dem Honig beträufeln. Mit Kokoscreme garniert servieren.

Geben Sie die Früchte in frisch gepressten Zitronensaft, damit sie nicht braun werden.

Karotten-Gurken-Salat

Etiketten: Eifrei | Nussfrei | Vegan | 30 Minuten oder weniger
Vorbereitungszeit: 15 Minuten
Portionen: 5

Zutaten:

- 2 Esslöffel Kürbiskerne, plus mehr zum Garnieren
- 1 Tasse gehackte weiße Frühlingszwiebeln und hellgrüne Teile
- 1 Tasse Apfelessig
- 1 Tasse frisch gepresster Limettensaft
- 1 Tasse natives Olivenöl extra
- 4 Gurken, spiralisiert
- 4 Karotten, spiralisiert
- Meersalz und frisch gemahlener schwarzer Pfeffer

Richtungen:

1. In einer großen Schüssel die Spiralgurken und Karotten vermengen. Mit Kürbiskernen und Frühlingszwiebeln belegen.
2. In einer mittelgroßen Schüssel Essig, Limettensaft und natives Olivenöl extra verquirlen.
3. Das Dressing über das Gemüse träufeln. Den Salat mit Meersalz und Pfeffer würzen.
4. Mit Kürbiskernen garniert servieren.

Tipp:

Fügen Sie gehackte frische Korianderblätter zusammen mit der Frühlingszwiebel hinzu, um noch mehr Geschmack zu erhalten.

Gurken-Rettich-Salat

Etiketten: Nussfrei | Vegetarisch | 30 Minuten oder weniger
Vorbereitungszeit: 10 Minuten
Portionen: 5

Zutaten:

- 6 Frühlingszwiebeln, weiße und hellgrüne Teile gehackt
- 1 Tasse hausgemachte Mayonnaise
- 4 japanische Gurken, in dünne Scheiben geschnitten
- 2 Bund Radieschen, in dünne Scheiben geschnitten
- ½ Tasse gehackter frischer Dill
- Meersalz und frisch gemahlener schwarzer Pfeffer

Richtungen:

1. Geben Sie die Mayonnaise in eine kleine Schüssel und würzen Sie sie mit Meersalz und Pfeffer. Zum Kombinieren umrühren.
2. In einer anderen kleinen Schüssel die Gurken, Radieschen und Frühlingszwiebeln vermengen.
3. Gießen Sie die Mayonnaise über das Gemüse und streuen Sie den frischen Dill über alles.
4. Vorsichtig umrühren und servieren. Damit dieses Rezept länger haltbar ist, fügen Sie 1 Esslöffel destillierten weißen Essig hinzu; Im Kühlschrank hält sich der Salat in einem luftdichten Glasbehälter bis zu 1 Woche.

Frühstückseiersalat

Etiketten: Nussfrei | Vegetarisch | 30 Minuten oder weniger
Vorbereitungszeit: 10 Minuten
Portionen: 5

Zutaten:

- 2 Paprika, beliebige Farbe oder Mischung, gewürfelt
- 5 große hartgekochte Eier, geschält und in Scheiben geschnitten
- 6 Tassen frisches Blattgemüse
- 1 Tasse schwarze Oliven
- Dressing nach Wahl zum Servieren

Richtungen:

1. Geben Sie das Gemüse in eine große Schüssel.
2. Fügen Sie die schwarzen Oliven und Paprika hinzu. Zum Kombinieren vorsichtig umrühren.
3. Den Salat mit Eierscheiben belegen.
4. Das Dressing hinzufügen und den Salat umrühren.

Ei-Avocado-Sammies

Etiketten: Nussfrei | 30 Minuten oder weniger
Vorbereitungszeit: 5 Minuten
Kochzeit: 10 Minuten
Portionen: 5

Zutaten:

- 5 mittelgroße Süßkartoffeln, gebacken und halbiert
- 5 Avocados, halbiert, entkernt, geschält und in Scheiben geschnitten
- 1 (12 Unzen) Packung nitratfreier Speck
- 5 Esslöffel hausgemachte Mayonnaise
- 1 Esslöffel Ghee
- 5 große Eier

Richtungen:

1. In einer Pfanne bei mittlerer bis hoher Hitze den Speck etwa 5 Minuten lang

knusprig braten.

2. Zum Abtropfen und Abkühlen auf Papiertücher legen. Nach dem Abkühlen jede
   Speckscheibe der Breite nach halbieren.
3. In einer sauberen Pfanne bei mittlerer bis hoher Hitze das Ghee erhitzen.
4. Schlagen Sie die Eier vorsichtig in die Pfanne. Abhängig von der Größe Ihrer
   Pfanne müssen Sie möglicherweise ein oder zwei Eier gleichzeitig braten.
   Braten, bis das Eiweiß fest ist.
5. Auf jede Süßkartoffelhälfte 1 Esslöffel Mayonnaise streichen.
6. Belegen Sie jede Hälfte mit einigen Avocadoscheiben, Speckscheiben und 1
   Spiegelei.
7. Belegen Sie das Ei vorsichtig mit der anderen Süßkartoffelhälfte. Ihr habt jetzt
   Frühstücks-Sammies!

Tipp:

Backen Sie Ihre Kartoffeln vorher 45 Minuten lang in einem auf 232 °C (450 °F)
vorgeheizten Ofen und schneiden Sie sie dann in zwei Hälften.
Wenn Sie Vegetarier sind, tauschen Sie das Fleisch gegen eine riesige Scheibe
   Portobello-Pilz.

Süßkartoffel-Ei-Schinken-Laib

Etiketten: Gefriergeeignet
Vorbereitungszeit: 10 Minuten
Kochzeit: 1 Stunde
Portionen: 5

Zutaten:

- 4 mittelgroße Süßkartoffeln, geschält und in Scheiben geschnitten
- 2 Teelöffel Paprika, plus mehr für die Eier
- 2 Tassen gehackter (½ Zoll große Würfel) Schinken
- 1 mittelgroße rote Zwiebel, in Scheiben geschnitten
- 2 Esslöffel Kokosöl
- 10 große Eier
- Meersalz und frisch gemahlener schwarzer Pfeffer

Richtungen:

1. Heizen Sie den Ofen auf 400 °F (ca. 204 °C) vor.
2. Eine 9 x 5 x 3 Zoll große Kastenform mit Backpapier auslegen. So bleibt Ihr Brot

nicht an der Pfanne kleben. Beiseite legen.

3. In einer Pfanne bei mittlerer Hitze das Kokosöl schmelzen. Die geschnittenen Süßkartoffeln dazugeben und mit Paprika, Meersalz und Pfeffer würzen. 9 Minuten anbraten.
4. Fügen Sie die rote Zwiebel hinzu. Alles weitere 5 Minuten anbraten.
5. Den Schinken einrühren und 10 Minuten anbraten. Übertragen Sie die Süßkartoffelmischung in die vorbereitete Kastenform.
6. In einer großen Schüssel die Eier verquirlen. Mit Paprika abschmecken. Gießen Sie die Eier langsam auf die Süßkartoffelmischung.
7. 25 bis 30 Minuten backen oder bis die Eier fest sind und alles schön knusprig ist.
8. Vor dem Schneiden und Servieren 5 Minuten abkühlen lassen.

Paleo-Frühstücksschüssel

Etiketten: 30 Minuten oder weniger
Vorbereitungszeit: 5 Minuten
Kochzeit: 15 Minuten
Portionen: 4

Zutaten:

- 1 Tasse gehackter ungekochter Speck
- 2 Avocados, entkernt und gehackt
- 1 Tasse Kirschtomaten
- 2 Tassen Rucola
- 1 Esslöffel Kokosöl
- 4 große Eier
- Meersalz und frisch gemahlener schwarzer Pfeffer

Richtungen:

1. In einer Pfanne bei mittlerer Hitze den Speck etwa 5 Minuten lang knusprig braten. Zum Abtropfen und Abkühlen auf Papiertücher geben.
2. Den Rucola auf 4 Schüsseln verteilen. Belegen Sie jedes Gericht mit Kirschtomaten, gehacktem Speck und Avocadostücken und legen Sie diese in verschiedene Bereiche der Schüssel.
3. Entsorgen Sie das Fett aus der Pfanne, wischen Sie es aus und stellen Sie es wieder auf mittlere Hitze. Das Kokosöl hinzufügen.
4. Schlagen Sie die Eier vorsichtig in die Pfanne. Frittieren, bis der gewünschte Gargrad erreicht ist. Abhängig von der Größe Ihrer Pfanne müssen Sie möglicherweise ein oder zwei Eier gleichzeitig braten.

5. Auf jede Schüssel 1 Spiegelei legen, mit Meersalz und Pfeffer würzen und
   genießen!

Bereiten Sie diese Salatschüsseln im Voraus zu, indem Sie das gesamte Gemüse
vorbereiten und auf separate Schüsseln verteilen. Kochen Sie den Speck und die
Eier an dem Tag, an dem Sie den Salat zum Frühstück essen möchten!

Garnelen-, Avocado- und Specksalat

Etiketten: Eifrei | Nussfrei | 30 Minuten oder weniger
Vorbereitungszeit: 5 Minuten
Kochzeit: 10 Minuten
Portionen: 5

Zutaten:

- 1 (12 Unzen) Packung nitratfreier Speck
- 1 Tasse frisch gepresster Zitronensaft, geteilt
- 1 Pfund geschälte und entdarmte Garnelen
- 2 Avocados, halbiert, entkernt und in Scheiben geschnitten
- 2 große Tomaten, in Scheiben geschnitten
- 2 Esslöffel Natives Olivenöl Extra
- Meersalz und frisch gemahlener schwarzer Pfeffer

Richtungen:

1. In einer Pfanne bei mittlerer Hitze den Speck etwa 5 Minuten lang braten, oder
   bis er gar ist.
2. Zum Abtropfen auf Papiertücher geben. Den Speck hacken und beiseite stellen.
3. Wischen Sie die Pfanne aus und stellen Sie sie wieder auf mittlere Hitze. Fügen
   Sie die Garnelen hinzu.
4. Unter gelegentlichem Rühren 4 bis 5 Minuten kochen, bis es vollständig
   undurchsichtig ist. ½ Tasse Zitronensaft hinzufügen.
5. Ordnen Sie die Avocadoscheiben auf einzelnen Serviertellern an. Jeweils mit
   den Garnelen-, Speck- und Tomatenscheiben belegen.
6. In einer kleinen Schüssel die restliche halbe Tasse Zitronensaft und das native
   Olivenöl extra verrühren. Mit Meersalz und Pfeffer würzen.
7. Gießen Sie das Dressing über die Salate oder servieren Sie es als Beilage,
   damit sich jeder selbst bedienen kann.

Spinat-Tomaten-Salat

Etiketten: Eifrei | Nussfrei | Vegan | 30 Minuten oder weniger
Vorbereitungszeit: 10 Minuten
Portionen: 5

Zutaten:

- 2 Tassen dreifarbige Kirschtomaten, halbiert
- 4 alte Tomaten, in ¼ Zoll dicke Scheiben geschnitten
- 1 Tasse frische Basilikumblätter, grob gehackt
- 4 Tassen frische Babyspinatblätter
- 1 Tasse natives Olivenöl extra
- ½ Tasse Balsamico-Essig
- Meersalz und frisch gemahlener schwarzer Pfeffer

Richtungen:

1. In einer großen Schüssel die Kirschtomaten und die alten Tomaten vermischen.
2. Spinat und Basilikum hinzufügen.
3. Mit nativem Olivenöl extra und Essig auf einmal beträufeln.
4. Mit Meersalz und Pfeffer bestreuen und servieren.

Avocado-Eierbecher

Etiketten: Vegetarisch | 30 Minuten oder weniger
Vorbereitungszeit: 5 Minuten
Kochzeit: 10 Minuten
Portionen: 5

Zutaten:

- 3 Avocados, der Länge nach halbiert, entkernt und geschält
- 1 Esslöffel frisch gepresster Zitronensaft
- 1 Tasse frischer Koriander, fein gehackt
- 1 Esslöffel Kokosöl
- 6 große Eier
- Meersalz und frisch gemahlener schwarzer Pfeffer

Richtungen:

1. In einer mittelgroßen Schüssel die Avocados im Zitronensaft wenden, damit sie nicht braun werden.
2. In einer Pfanne bei mittlerer Hitze das Kokosöl erhitzen.
3. Schlagen Sie die Eier vorsichtig in die Pfanne. Braten, bis das Eiweiß fest ist. Abhängig von der Größe Ihrer Pfanne müssen Sie möglicherweise ein oder zwei Eier gleichzeitig braten.
4. Mit Meersalz und Pfeffer würzen. Legen Sie jedes gekochte Ei vorsichtig in eine Avocadohälfte.
5. Servieren Sie die Avocado-Eierbecher nach Wunsch in Auflaufförmchen. Mit Koriander belegen und nach Belieben noch einmal mit Meersalz und Pfeffer würzen.

Taco-Salat

Etiketten: Eifrei | Ein Topf | 30 Minuten oder weniger
Vorbereitungszeit: 5 Minuten
Kochzeit: 10 Minuten
Portionen: 5

Zutaten:

- 2 Tassen gehackte gemischte alte Kirschtomaten
- 3 Avocados, halbiert, entkernt und gewürfelt
- 1 Pfund Bio-Rinderhackfleisch
- 3 Esslöffel Taco-Gewürz
- 4 Tassen Blattgemüse

Richtungen:

1. In einer Bratpfanne oder Bratpfanne bei mittlerer Hitze das Rindfleisch 5 Minuten lang anbraten, bis es braun ist. Taco-Gewürz unterrühren.
2. Kochen, bis das Rindfleisch vollständig gar ist und nicht mehr rosa ist.
3. Geben Sie das Blattgemüse in Servierschüsseln.
4. Das Rindfleisch über das Gemüse schichten.
5. Jeden Salat mit Tomaten und Avocado belegen und servieren.

Brokkoli-Kokos-Frittata

Etiketten: Gefriergeeignet
Vorbereitungszeit: 10 Minuten
Kochzeit: 40 Minuten
Portionen: 5

Zutaten:

- Kokosölspray, zum Vorbereiten der Pfanne
- 4 Tassen ungesüßte Kokosraspeln
- 1 Pfund nitratfreier Speck
- 2 Tassen Mandel-Kokosmilch
- 4 Tassen gehackter Brokkoli
- 1 Pfund gemahlener Truthahn
- 9 große Eier

Richtungen:

1. Den Ofen auf 375°F (ca. 190°C) vorheizen.
2. Besprühen Sie eine gusseiserne Pfanne mit Kokosölspray und stellen Sie sie auf mittlere Hitze.
3. Den Speck hinzufügen. Etwa 5 Minuten kochen lassen, bis es braun ist. Zum Abtropfen und Abkühlen auf Papiertücher geben. Nach dem Abkühlen den Speck in Stücke schneiden.
4. Wischen Sie die Pfanne aus und stellen Sie sie wieder auf mittlere Hitze. Fügen Sie den Truthahn hinzu.
5. 5 Minuten kochen, bis es braun ist. In eine Schüssel umfüllen und beiseite stellen. Wischen Sie die Pfanne aus.
6. In einer großen Schüssel Mandel-Kokosmilch und Eier verquirlen.
7. Brokkoli und Kokosnuss zur Eimischung geben. Zum Kombinieren verquirlen. Gießen Sie die Ei-Gemüse-Mischung langsam in die gusseiserne Pfanne.
8. Geben Sie das Putenhackfleisch auf die Ei-Gemüse-Mischung. Alles mit den Speckstücken belegen.
9. 30 Minuten backen oder bis es goldbraun ist.

Gebackene Schüsseln mit Zitronenkohl und Lachs

Etiketten: Eifrei | Nussfrei | 30 Minuten oder weniger
Vorbereitungszeit: 5 Minuten
Kochzeit: 25 Minuten
Portionen: 5

Zutaten:

- Olivenöl-Kochspray, zum Vorbereiten der Auflaufform
- 1 Bund frischer Grünkohl, abgespült und gehackt
- 2 (6 Unzen) Lachsfilets
- 1 mittelgroße rote Zwiebel, gewürfelt
- 1 Esslöffel Ghee
- 1 Tasse frisch gepresster Zitronensaft
- Meersalz und frisch gemahlener schwarzer Pfeffer

Richtungen:

1. Heizen Sie den Ofen auf 400 °F (ca. 204 °C) vor.
2. Bestreichen Sie eine Auflaufform oder ein Blech leicht mit Kochspray.
3. Den Lachs mit etwas Meersalz und Pfeffer würzen. Den Lachs mit der Hautseite nach unten in die vorbereitete Form legen.
4. 15 Minuten backen oder bis es flockig, aber nicht trocken ist. Sie müssen den Fisch nicht umdrehen; Es wird genau richtig im Ofen garen.
5. Sobald der Lachs gar ist, schalten Sie den Ofen aus, aber lassen Sie den Fisch drin, bis Sie ihn in Scheiben schneiden möchten. Alternativ aus dem Ofen nehmen und mit Alufolie abdecken.
6. In einer mittelgroßen Pfanne bei mittlerer bis niedriger Hitze das Ghee erhitzen. Die rote Zwiebel hinzufügen. Etwa 5 Minuten kochen, bis es braun ist.
7. Den gehackten Grünkohl hinzufügen. 2 Minuten anbraten.
8. Den Zitronensaft hinzufügen. Anbraten, bis der Grünkohl hellgrün ist und der Zitronensaft aufgesogen ist.
9. Den gekochten Lachs in Stücke schneiden. Den Grünkohl auf Servierschüsseln verteilen und mit den Lachsstücken belegen.

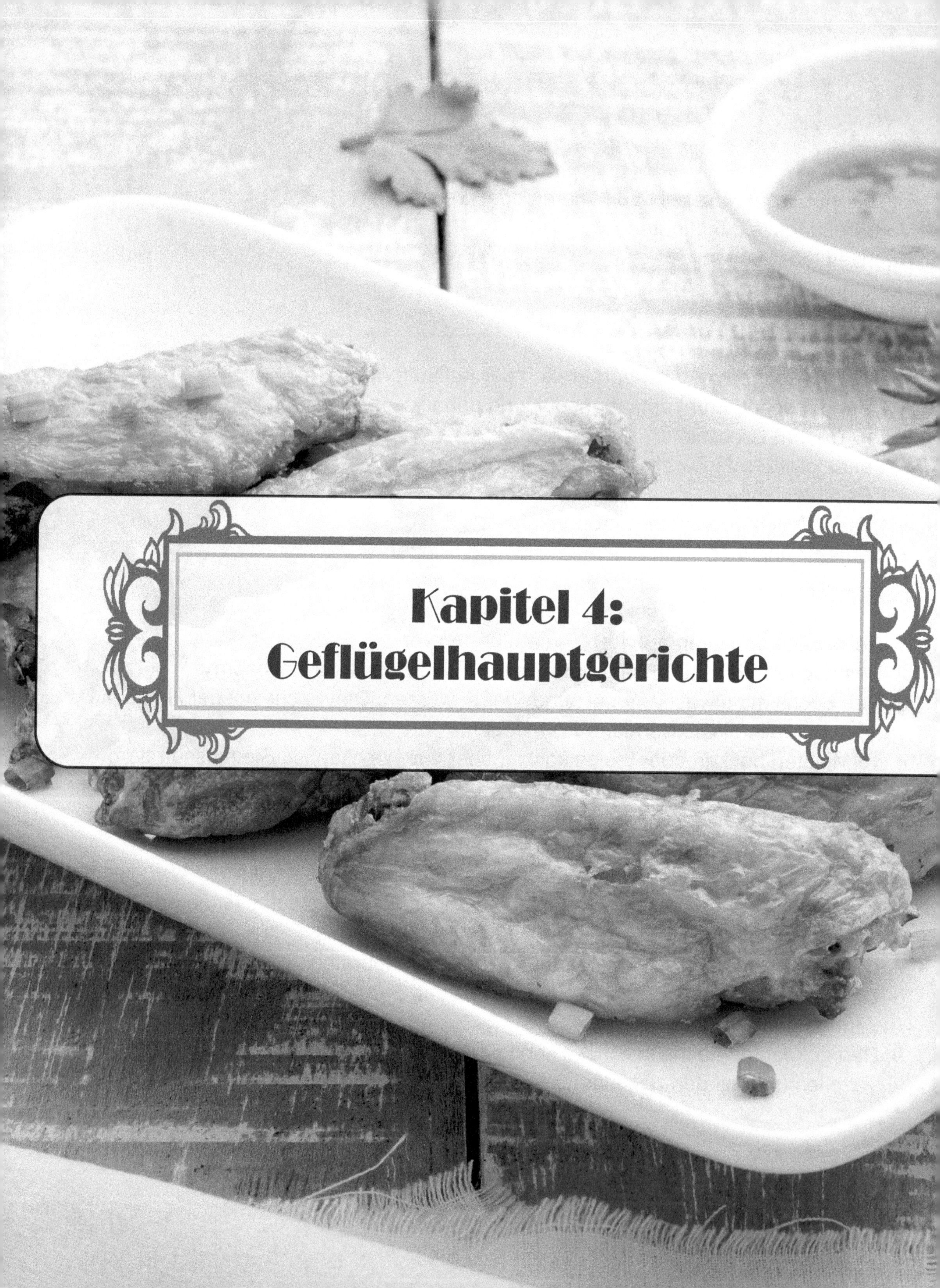

Kapitel 4:
Geflügelhauptgerichte

Bio-Hühnchenburger

Etiketten: Nussfrei | 30 Minuten oder weniger
Vorbereitungszeit: 15 Minuten
Kochzeit: 10 Minuten
Portionen: 5

Zutaten:

- 1 Pfund Bio-Hähnchenhackfleisch aus Freilandhaltung
- 1 mittelgroße rote Zwiebel, gehackt
- ½ Tasse gehackter frischer Estragon
- 5 große Eisbergsalatblätter
- 1 mittelgroße Tomate, in Scheiben geschnitten
- Meersalz und frisch gemahlener schwarzer Pfeffer

Richtungen:

1. In einer Schüssel das Hackfleisch, die rote Zwiebel und den Estragon vermischen. Mit Meersalz und Pfeffer würzen.
2. Zum Kombinieren noch einmal mischen. Aus der Hühnermischung 5 Pastetchen formen.
3. Stellen Sie eine gusseiserne Pfanne auf mittlere bis hohe Hitze. Wenn es heiß ist, fügen Sie die Hähnchenfrikadellen hinzu.
4. 10 Minuten kochen lassen, dabei einmal wenden, oder bis sie in der Mitte nicht mehr rosa sind.
5. Die in Salatblätter eingewickelten und mit der Tomate belegten Hähnchenfrikadellen servieren.

Gemüse- und Hähnchengrillpakete

Etiketten: Eifrei | Ohne Nüsse
Vorbereitungszeit: 10 Minuten
Kochzeit: 40 Minuten
Portionen: 5

Zutaten:

- ½ Pfund Hähnchenbrust ohne Knochen und ohne Haut, gewürfelt
- 1 Pfund Spargel, holzige Enden entfernt und weggeworfen
- 4 Paprika, verschiedene Farben, entkernt und in Scheiben geschnitten
- 2 Knoblauchzehen, gehackt
- 2 Zucchini, in Scheiben geschnitten
- 1 mittelgroße rote Zwiebel, in Scheiben geschnitten
- 2 Esslöffel Balsamico-Essig
- 2 Esslöffel Natives Olivenöl Extra
- Meersalz und frisch gemahlener schwarzer Pfeffer (optional)

Richtungen:

1. Heizen Sie den Grill auf mittlere bis hohe Hitze vor.
2. 5 große Stücke Aluminiumfolie abreißen. Verteilen Sie Hähnchen, Zucchini, rote Zwiebeln, Paprika, Spargel und Knoblauch gleichmäßig auf die Folienstücke.
3. Mit nativem Olivenöl extra und Essig beträufeln. Bei Bedarf mit Meersalz und Pfeffer würzen.
4. Wickeln Sie das Hähnchen und das Gemüse in die Folie und falten Sie sie zum Verschließen zusammen, sodass Grillpackungen entstehen. (Achten Sie beim Einpacken Ihrer Folienverpackungen darauf, etwas Platz im Inneren zu lassen, damit der Dampf die Speisen zirkulieren und gleichmäßig garen kann.)
5. Legen Sie die Packungen auf den Grill. Schließen Sie den Deckel und grillen Sie es 40 Minuten lang oder bis das Hähnchen gar ist.

Chinesischer Hühnersalat

Etiketten: Eifrei | 30 Minuten oder weniger
Vorbereitungszeit: 15 Minuten
Portionen: 5

Zutaten:

Für den chinesischen Hühnersalat:
- 4 Tassen zerkleinerte Krautsalatmischung (Rot- und Grünkohl und Karotten)
- 2 Esslöffel geriebener, geschälter frischer Ingwer
- 2 Tassen zerkleinertes, vorgekochtes Hähnchen
- 1 Tasse rohe Cashewnüsse
- ½ Tasse gehackter frischer Koriander (optional)

Für das Dressing:
- 2 Tassen frisch gepresster Zitronensaft
- 1 Tasse frisch gepresster Limettensaft
- 1 Tasse Kokos-Aminosäuren

Richtungen:

Zubereitung des Dressings:
1. In einer mittelgroßen Schüssel Limettensaft, Zitronensaft und Kokosnuss-Aminosäuren verquirlen. Beiseite legen.

So bereiten Sie den chinesischen Hühnersalat zu:
1. Das Hähnchen in eine große Schüssel geben.
2. Krautsalatmischung und Cashewkerne dazugeben.
3. Mit Ingwer bestreuen und mit Koriander (falls verwendet) belegen.
4. Das Dressing über den Salat gießen und vermischen.

5-Zutaten-Chili

Etiketten: Eifrei | Gefriergeeignet | Slow Cooker
Vorbereitungszeit: 15 Minuten
Kochzeit: 8 Stunden
Portionen: 5

Zutaten:

- 1½ Pfund Bio-Hähnchenhackfleisch aus Freilandhaltung
- 2 Tassen gehackte Zucchini
- 1 Tasse geschnittene schwarze Oliven
- 4 Tassen Blumenkohlreis
- 2 Esslöffel Chilipulver
- Meersalz und frisch gemahlener schwarzer Pfeffer

Richtungen:

1. In einer Pfanne bei mittlerer Hitze das Hackfleisch 5 Minuten lang anbraten, bis es braun ist. Sie sollten kein Öl benötigen, da das Öl natürlicherweise aus dem Fleisch stammt. Übertragen Sie das gekochte Hähnchen in einen Slow Cooker.
2. Zucchini, Blumenkohlreis, Oliven und Chilipulver hinzufügen. Vorsichtig umrühren, um alles zu vermischen.
3. Decken Sie den Herd ab und stellen Sie ihn auf hohe Hitze. 8 Stunden kochen lassen. Je länger es kocht, desto besser schmeckt es. Heiß servieren.

Vegetarisches Schaschlik und Hühnchen-Kabobs

Etiketten: Eifrei | Ohne Nüsse
Vorbereitungszeit: 15 Minuten
Kochzeit: 25 Minuten
Portionen: 5

Zutaten:

- 3 Paprika, verschiedene Farben, entstielt, entkernt und in Quadrate geschnitten
- 1½ Pfund Hähnchenbrust ohne Knochen und ohne Haut, gewürfelt
- 1 mittelgroße rote Zwiebel, in Quadrate gehackt
- 1 Zucchini, in Scheiben geschnitten

- 1 Esslöffel gemahlener Kreuzkümmel
- 2 Esslöffel Ghee
- 1 Esslöffel Meersalz
- 2 Teelöffel frisch gemahlener schwarzer Pfeffer

Richtungen:

1. Erhitzen Sie das Ghee in einer Pfanne bei mittlerer bis hoher Hitze. Kreuzkümmel, Meersalz und Pfeffer hinzufügen.
2. Das Huhn in die Pfanne geben. Unter gelegentlichem Rühren 15 Minuten kochen lassen oder bis alles durchgekocht ist. Beiseite legen.
3. Auf 6 Spieße abwechselnd Paprika, Zucchini, Hühnchen und rote Zwiebeln stecken. Die Schaschlikspieße in Alufolie einwickeln.
4. Heizen Sie einen Grill auf mittlere bis hohe Hitze oder eine Gusseisenpfanne bei mittlerer bis hoher Hitze vor.
5. Legen Sie die verpackten Spieße auf den Grill (oder die Pfanne, falls verwendet). 10 Minuten kochen, bis das Gemüse schön knusprig ist.

Tipp:

Fügen Sie frische Ananasstücke zu den Spießen hinzu, um eine tropische Geschmacksnote zu erhalten.

Hühnchen-Gemüse-Auflauf

Etiketten: Eifrei
Vorbereitungszeit: 10 Minuten
Kochzeit: 50 Minuten
Portionen: 5

Zutaten:

- 1½ Pfund Hähnchenbrust ohne Knochen und ohne Haut, gewürfelt
- 2 Esslöffel gehackter Knoblauch
- 2 Tassen Brokkoliröschen
- 2 Tassen geschnittene grüne Bohnen
- 1 mittelgroße rote Zwiebel, gewürfelt
- 1 Tasse Kokos-Aminosäuren
- Meersalz und frisch gemahlener schwarzer Pfeffer

Richtungen:

1. Heizen Sie den Ofen auf 350 °F (ca. 176 °C) vor.

2. Geben Sie die Kokosnuss-Aminosäuren in eine Pfanne und stellen Sie die Pfanne auf mittlere bis hohe Hitze.
3. Hähnchen und Knoblauch hinzufügen. Mit Meersalz und Pfeffer würzen.
4. Kochen Sie das Huhn 10 Minuten lang oder bis es in der Mitte nicht mehr rosa ist.
5. Geben Sie jeweils die Hälfte des Brokkolis, der grünen Bohnen und der roten Zwiebel in einer einzigen Schicht in eine Auflaufform.
6. Fügen Sie das Huhn hinzu. Das Hähnchen mit dem restlichen Gemüse belegen.
7. 40 bis 50 Minuten backen, bis alles schön knusprig ist.

Mit Truthahn gefüllte Paprika

Etiketten: Eifrei
Vorbereitungszeit: 10 Minuten
Kochzeit: 35 Minuten
Portionen: 5

Zutaten:

- 6 Paprika, beliebige Farbe oder Mischung, mit Stiel und Kernen
- ¼ Tasse gehackte frische Oreganoblätter
- 1 mittelgroße rote Zwiebel, gewürfelt
- 1 Esslöffel gehackter Knoblauch
- 1 Pfund gemahlener Truthahn
- Meersalz und frisch gemahlener schwarzer Pfeffer
- ½ Tasse fein gehackter frischer Koriander (optional)
- Vollfette Kokoscreme zum Servieren (optional)

Richtungen:

1. Heizen Sie den Ofen auf 425 °F (ca. 215 °C) vor.
2. Eine große Auflaufform mit Backpapier auslegen und beiseite stellen.
3. In einer Pfanne bei mittlerer Hitze Truthahn, rote Zwiebel, Knoblauch und Oregano vermischen. Mit Meersalz und Pfeffer würzen.
4. Etwa 5 Minuten kochen lassen, dabei umrühren, um das Fleisch aufzulockern, bis der Truthahn gebräunt ist.
5. Die Paprika in die vorbereitete Auflaufform stellen.
6. Die gemahlene Putenmischung vorsichtig in jede Paprika geben.
7. 30 Minuten backen oder bis jede Paprika schön knusprig ist.
8. Mit frischem Koriander und Kokoscreme (falls verwendet) garniert servieren.

Hühnchen-Fajita-Schalen

Etiketten: Eifrei | Ein Topf | 30 Minuten oder weniger
Vorbereitungszeit: 5 Minuten
Kochzeit: 15 Minuten
Portionen: 5

Zutaten:

- 2 Paprika, beliebige Farbe oder Mischung, entkernt und in Scheiben geschnitten
- 2 Hähnchenbrustfilets ohne Knochen und ohne Haut, gewürfelt
- 1 Kopf lila Blumenkohl, in Röschen geschnitten
- 1 mittelgroße rote Zwiebel, gehackt
- 2 Tassen frische Maiskörner
- 1 Esslöffel Kokosöl
- Meersalz und frisch gemahlener schwarzer Pfeffer
- Vollfette Kokoscreme zum Servieren (optional)

Richtungen:

1. In einer Pfanne bei mittlerer Hitze das Kokosöl erhitzen.
2. Das Huhn in die Pfanne geben, gefolgt von der roten Zwiebel.
3. Reduzieren Sie die Hitze auf mittlere Stufe und braten Sie das Hähnchen ca. 5 Minuten lang an, bis es anfängt zu bräunen.
4. Paprika, Mais und lila Blumenkohl hinzufügen. 10 Minuten anbraten, bis alles durchgegart ist. Mit Meersalz und Pfeffer würzen.
5. Mit Kokoscreme garniert servieren (falls verwendet).

Tipp:

Servieren Sie diese Füllung in Blumenkohl-Tortillas gefüllt für ein echtes Fajita-Erlebnis. Als Topping Salsa und Guacamole hinzufügen.

Mit Speck umwickelte Hähnchenflügel

Etiketten: Eifrei | Ohne Nüsse
Vorbereitungszeit: 15 Minuten
Kochzeit: 50 Minuten
Portionen: 5

Zutaten:

- 1 (12 Unzen) Packung nitratfreier Speck, Streifen der Länge nach halbiert
- 2 Teelöffel Cayennepfeffer
- 2 Esslöffel gehackter Knoblauch
- 1½ Pfund Chicken Wings
- 1 Tasse Barbecue-Sauce

Richtungen:

1. Heizen Sie den Ofen auf 400 °F (ca. 204 °C) vor.
2. Ein Backblech mit Backpapier auslegen und beiseite stellen.
3. In einer mittelgroßen Schüssel Barbecuesauce, Cayennepfeffer und Knoblauch verrühren.
4. Fügen Sie die Hähnchenflügel hinzu und rühren Sie um, um jeden Flügel mit Barbecue-Sauce zu überziehen.
5. Wickeln Sie 1 Speckscheibe um jeden Hähnchenflügel und legen Sie ihn auf das vorbereitete Backblech. Fahren Sie mit dem restlichen Speck und Hühnchen fort, bis alles eingewickelt ist.
6. 50 Minuten backen, bis das Hähnchen gar ist und der Speck schön knusprig ist.

Kokos-Chicken-Nuggets

Etiketten: Eifrei
Vorbereitungszeit: 10 Minuten
Kochzeit: 50 Minuten
Portionen: 5

Zutaten:

- 5 Hähnchenbrustfilets ohne Knochen und ohne Haut, gewürfelt
- 2 Tassen ungesüßte Kokosraspeln
- 2 Esslöffel Knoblauchpulver
- 1 Tasse Kokosöl
- Meersalz und frisch gemahlener schwarzer Pfeffer

Richtungen:

1. Heizen Sie den Ofen auf 350 °F (ca. 176 °C) vor.
2. Ein Backblech mit Backpapier auslegen und beiseite stellen.
3. In einer mittelgroßen Schüssel die Kokosraspeln und das Knoblauchpulver verrühren. Mit Meersalz und Pfeffer würzen. Zum Kombinieren noch einmal mischen.
4. Geben Sie das Kokosöl in eine flache Schüssel. Fügen Sie das Huhn hinzu und wenden Sie es zum Überziehen.
5. Tauchen Sie das geölte Hähnchen in die Kokosnussmischung und bestreichen Sie beide Seiten gleichmäßig damit.
6. Legen Sie die Chicken Nuggets auf das vorbereitete Backblech.
7. 50 Minuten backen, bis es goldbraun und knusprig ist.

Bbq Hühnchen

Etiketten: Eifrei
Vorbereitungszeit: 15 Minuten
Kochzeit: 1 Stunde
Portionen: 5

Zutaten:

- 2 Tassen Barbecue-Sauce
- 3 Esslöffel Kokos-Aminosäuren
- 1 Teelöffel Chilipulver
- 5 Hähnchenschenkel
- Meersalz und frisch gemahlener schwarzer Pfeffer

Richtungen:

1. Heizen Sie den Ofen auf 425 °F (ca. 215 °C) vor.
2. Ein Backblech mit Backpapier auslegen und beiseite stellen.
3. In einer kleinen Schüssel Barbecue-Sauce, Kokosnuss-Aminosäuren und Chilipulver verrühren. Mit Meersalz und Pfeffer würzen. Zum Kombinieren noch einmal umrühren.
4. Bestreichen Sie jede Hähnchenkeule mit einem Backpinsel mit der Soße und bestreichen Sie dann jede Hähnchenkeule mit einer zweiten Schicht.
5. Legen Sie die bestrichenen Keulen im Abstand von 2,5 cm auf das vorbereitete Backblech.
6. 60 Minuten backen, bis das Hähnchen schön knusprig ist und der Bratensaft klar austritt.

Ananas-Hähnchenspieße

Etiketten: Eifrei | Gefriergeeignet | Ohne Nüsse
Vorbereitungszeit: 10 Minuten
Kochzeit: 30 Minuten
Portionen: 5

Zutaten:

- 1½ Pfund Hähnchenbrust ohne Knochen und ohne Haut, gewürfelt
- 4 Paprika, beliebige Farbe oder Mischung, in Quadrate geschnitten
- 1 Knoblauchzehe, Zehen abgetrennt und geschält
- 1 mittelgroße rote Zwiebel, in Quadrate geschnitten
- 1 Ananas, entkernt und in Scheiben geschnitten

Richtungen:

1. Einen Grill auf mittlere bis hohe Hitze vorheizen.
2. Legen Sie auf 9 Spieße ein Stück Hähnchen, gefolgt von einem Stück Paprika, einem Quadrat roter Zwiebeln, einer Knoblauchzehe und einer Ananasscheibe. Wiederholen, bis die Spieße voll sind.
3. Wickeln Sie die Spieße in Alufolie ein. Legen Sie die verpackten Spieße auf den Grill.
4. 30 Minuten kochen lassen, bis das Hähnchen durchgegart und die Ananas karamellisiert ist.

Hähnchenauflauf mit Kokoscreme

Etiketten: Eifrei | Gefriergeeignet
Vorbereitungszeit: 15 Minuten
Kochzeit: 50 Minuten
Portionen: 5

Zutaten:

- 1 Pfund gekochte Hähnchenbrust ohne Knochen und ohne Haut, gewürfelt
- Kokosölspray, zum Vorbereiten der Auflaufform
- 2 Tassen ungesüßte Kokosraspeln
- 2 Tassen vollfette Kokoscreme
- 2 Tassen gehackter Brokkoli
- 2 Tassen gehackte Babykarotten

Richtungen:

1. Heizen Sie den Ofen auf 350 °F (ca. 176 °C) vor.
2. Eine Auflaufform mit Kokosölspray bestreichen.
3. Legen Sie das Hähnchen in einer einzigen Schicht in die vorbereitete Schüssel.
4. Die Hälfte der Kokoscreme auf dem Hähnchen verteilen.
5. Jeweils eine Schicht Brokkoli und Karotten hinzufügen.
6. Die restliche Hälfte der Kokoscreme darauf verteilen.
7. Mit dem restlichen Brokkoli und den restlichen Karotten abschließen.
8. Den Auflauf mit der geraspelten Kokosnuss belegen. Den Auflauf gut mit Alufolie abdecken.
9. 50 Minuten backen oder bis es knusprig ist.

Hühnchen-Bruschetta

Etiketten: Eifrei | Ohne Nüsse
Vorbereitungszeit: 20 Minuten
Kochzeit: 20 Minuten
Portionen: 5

Zutaten:

- 1 Tasse gehackter frischer Basilikum, plus ein paar Blätter zum Garnieren
- 5 Hähnchenbrustfilets ohne Knochen und ohne Haut
- 2 Tassen fein gewürfelte Tomaten
- 1 mittelgroße Zwiebel, gewürfelt
- 2 Esslöffel gehackter Knoblauch
- ¼ Tasse Balsamico-Essig
- 6 Esslöffel Natives Olivenöl Extra, aufgeteilt
- Meersalz und frisch gemahlener schwarzer Pfeffer

Richtungen:

1. Heizen Sie den Ofen auf 350 °F (ca. 176 °C) vor.
2. In einer mittelgroßen Schüssel Tomaten, Zwiebeln, Basilikum, Knoblauch, 2 Esslöffel natives Olivenöl extra und Essig vermischen.
3. Mit Meersalz und Pfeffer würzen. Umrühren und 15 Minuten marinieren lassen, für einen intensiveren Geschmack auch länger.
4. Während das Bruschetta-Topping mariniert, in einer Pfanne bei mittlerer bis hoher Hitze 2 Esslöffel natives Olivenöl extra erhitzen. Legen Sie die Hähnchenbrüste in die Pfanne. Von jeder Seite 4 Minuten anbraten.
5. Weitere etwa 5 Minuten kochen lassen, dabei das Hähnchen gelegentlich wenden, bis es außen schön gebräunt und gerade durchgegart ist. Wenn dieses Hähnchen zu braun wird, reduzieren Sie die Hitze. Das Hähnchen aus der Pfanne nehmen und zum Abkühlen beiseite stellen.
6. Legen Sie das abgekühlte Hähnchen in eine Auflaufform und schichten Sie die Tomatenmischung darauf.
7. 10 Minuten backen. Warm servieren, mit den restlichen 2 Esslöffeln nativem Olivenöl extra beträufeln und mit Basilikumblättern garniert servieren.

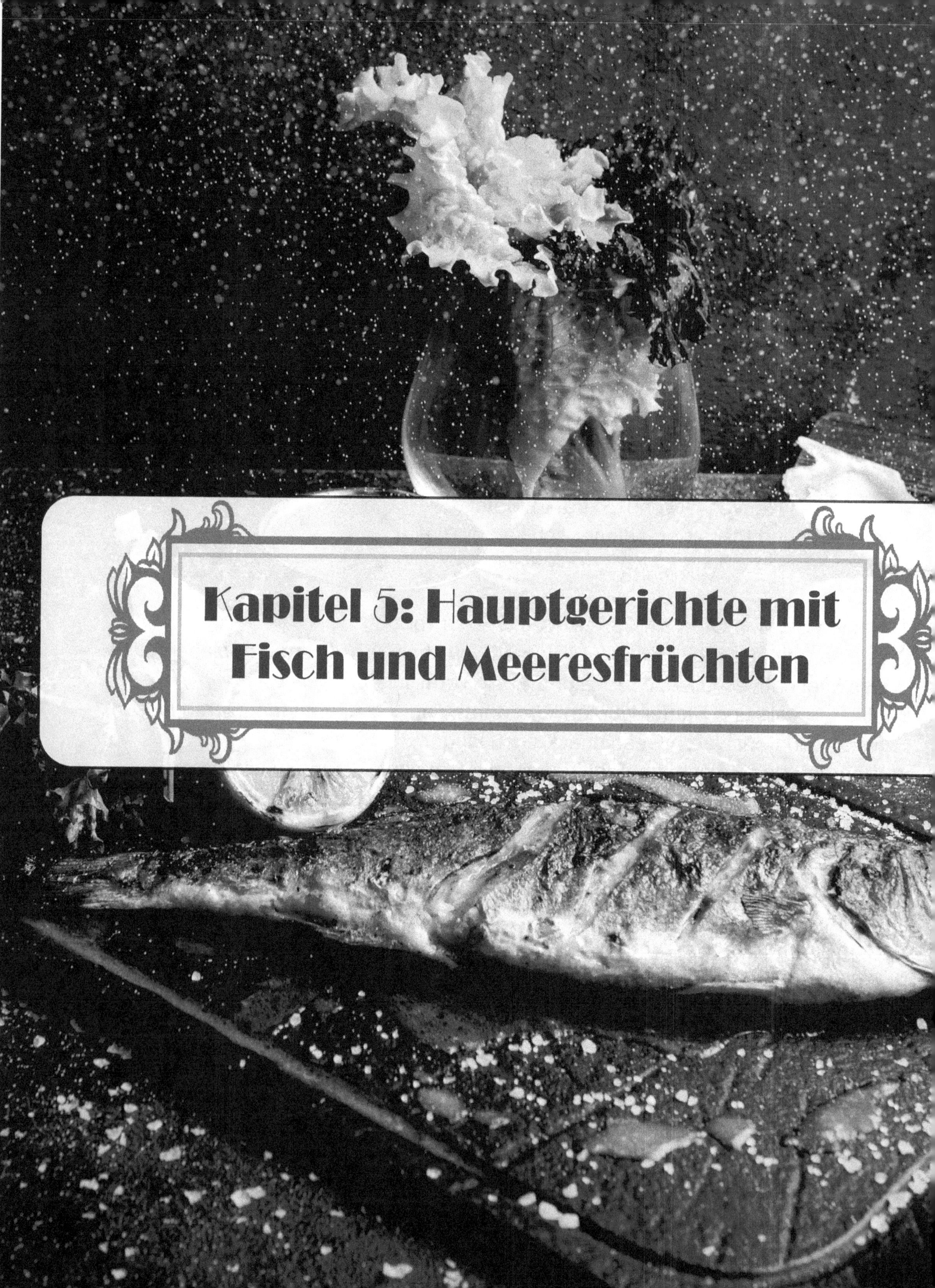

Kapitel 5: Hauptgerichte mit Fisch und Meeresfrüchten

Garnelen-Pok-Choi-Suppe

Etiketten: Eifrei | Nussfrei | Ein Topf | 30 Minuten oder weniger
Vorbereitungszeit: 10 Minuten
Kochzeit: 20 Minuten
Portionen: 5

Zutaten:

- 1½ Pfund Garnelen, geschält und entdarmt
- 4 Tassen Bio-Hühnerbrühe
- 1½ Pfund Pak Choi, getrimmt
- 2 Esslöffel gehackter, geschälter frischer Ingwer, plus mehr zum Garnieren (optional)
- 3 Knoblauchzehen, gehackt, plus mehr zum Garnieren (optional)

Richtungen:

1. In einem mittelgroßen Topf bei mittlerer bis hoher Hitze Garnelen, Ingwer, Knoblauch und Hühnerbrühe vermischen. Zum Kochen bringen.
2. 5 Minuten kochen lassen, bis die Garnelen gar sind.
3. Den Pak Choi hinzufügen. Weitere 10 Minuten kochen, bis der Pak Choi knusprig und zart ist.
4. Die Suppe nach Belieben mit mehr Knoblauch und Ingwer garniert servieren.

Garnelenspiesse

Etiketten: Eifrei | Nussfrei | 30 Minuten oder weniger
Vorbereitungszeit: 10 Minuten
Kochzeit: 15 Minuten
Portionen: 5

Zutaten:

- Dreifarbige Paprika, so viele Sie möchten, entkernen und in Quadrate schneiden
- 1½ Pfund Garnelen, geschält und entdarmt
- 1 Knoblauchzehe, Zehen abgetrennt und geschält
- 1 Mango, geschält und gewürfelt
- 2 Esslöffel Ghee, geschmolzen
- 1 Zitrone, in Scheiben geschnitten

Richtungen:

1. Heizen Sie einen Grill auf die höchste Stufe vor.

2. Schnappen Sie sich ein paar Spieße (8 bis 10) und legen Sie jeweils eine
   Garnele darauf.
3. Fügen Sie jeweils eine Zitronenscheibe und eine ganze Knoblauchzehe hinzu.
4. Fügen Sie einen Mangowürfel und ein Stück Paprika hinzu. Wiederholen, bis die
   Spieße voll sind und alle Zutaten verbraucht sind.
5. Bestreichen Sie die Spieße mit geschmolzenem Ghee.
6. Legen Sie Ihre Spieße auf den Grill. 12 Minuten kochen lassen, oder bis das
   Gemüse und die Früchte weich sind und die Garnelen rosa und durchgegart sind.

Tipp:

Wenn Sie keinen Zugang zu einem Außengrill haben, bereiten Sie diese auf dem
Herd in einer Grillpfanne bei starker Hitze zu. Alternativ können Sie die Spieße
auch in einer Auflaufform anrichten und im vorgeheizten Ofen bei etwa 204 °C
etwa 15 Minuten rösten.

Gerösteter Zitronen-Knoblauch-Tilapia

Etiketten: Eifrei | Nussfrei | 30 Minuten oder weniger
Vorbereitungszeit: 5 Minuten
Kochzeit: 15 Minuten
Portionen: 5

Zutaten:

- 6 Knoblauchzehen, geröstet und geschält
- ½ Tasse fein gehackte frische Petersilie
- 5 (6 Unzen) Tilapiafilets
- 1 Zitrone, halbiert
- 2 Esslöffel Natives Olivenöl Extra
- Meersalz und frisch gemahlener schwarzer Pfeffer

Richtungen:

1. Heizen Sie den Ofen auf 350 °F (ca. 176 °C) vor.
2. Ein Backblech mit Backpapier auslegen.
3. Legen Sie die Tilapiafilets auf das vorbereitete Backblech und bestreichen Sie
   sie mit nativem Olivenöl Extra.
4. Eine Zitronenhälfte in Scheiben schneiden. Den Saft der anderen Hälfte über
   den Fisch pressen.
5. Den Fisch mit Meersalz und Pfeffer bestreuen.
6. Die gerösteten Knoblauchzehen um den Fisch legen. Den Fisch mit den

Zitronenscheiben belegen.

7. 15 Minuten rösten, bis der Tilapia schön knusprig ist.
8. Mit frischer Petersilie garnieren und servieren.

Um Knoblauch zu rösten, schneiden Sie die Oberseite einer ganzen Knoblauchzehe ab, sodass die Zehen freiliegen, beträufeln Sie sie mit nativem Olivenöl extra und wickeln Sie sie in Aluminiumfolie ein. Im Ofen bei etwa 204 °C (400 °F) etwa 1 Stunde lang rösten. Zur Verwendung die gerösteten Knoblauchzehen aus der Schale drücken.

Pfirsiche und Lachs

Etiketten: Eifrei | Nussfrei | 30 Minuten oder weniger
Vorbereitungszeit: 5 Minuten
Kochzeit: 25 Minuten
Portionen: 5

Zutaten:

- 2 Esslöffel gehackter, geschälter frischer Ingwer
- ½ Tasse fein gehackter frischer Koriander
- 1 mittelgroße rote Zwiebel, gewürfelt   • 5 (6 Unzen) Lachsfilets
- 4 Tassen geschnittene frische Pfirsiche
- ½ Tasse Natives Olivenöl Extra, plus etwas mehr zum Beträufeln
- Meersalz und frisch gemahlener schwarzer Pfeffer

Richtungen:

1. Heizen Sie den Ofen auf 350 °F (ca. 176 °C) vor.
2. Ein Backblech mit Backpapier auslegen und beiseite stellen.
3. In einer kleinen Schüssel das native Olivenöl extra, Koriander, rote Zwiebeln und Ingwer verquirlen. Mit Meersalz und Pfeffer würzen. Zum Kombinieren noch einmal verquirlen.
4. Legen Sie den Lachs auf das Backblech und bestreichen Sie ihn mit dem Koriander-Dressing, sodass er eine schöne Schicht erhält.
5. Die geschnittenen Pfirsiche auf und um den Lachs legen. Die Pfirsiche mit nativem Olivenöl extra beträufeln.
6. Den Lachs und die Pfirsiche 25 Minuten backen oder bis der Lachs schön knusprig und die Pfirsiche schön gebräunt sind.

Garnelen im Speckmantel

Etiketten: Eifrei | Ohne Nüsse
Vorbereitungszeit: 15 Minuten
Kochzeit: 25 Minuten
Portionen: 5

Zutaten:

- 1 (12 Unzen) Packung nitratfreier Speck, Streifen der Breite nach halbiert
- 1 Pfund Garnelen, geschält und entdarmt
- ½ Tasse frisch gepresster Zitronensaft
- ¼ Tasse Natives Olivenöl Extra
- ½ Tasse gehackter frischer Koriander
- 1 Knoblauchzehe, gehackt

Richtungen:

1. Heizen Sie den Ofen auf 350 °F (ca. 176 °C) vor.
2. Ein Backblech mit Backpapier auslegen und beiseite stellen.
3. In einer großen Schüssel Zitronensaft, Natives Olivenöl Extra, Koriander und Knoblauch verquirlen.
4. Die Garnelen zum Dressing geben. Vorsichtig mischen, um die Garnelen gleichmäßig zu bedecken.
5. Wickeln Sie jede Garnele in ein Stück Speck und legen Sie sie auf das vorbereitete Backblech.
6. 25 Minuten backen, bis der Speck schön knusprig ist.

Zitronen-Dill-Lachs

Etiketten: Nussfrei
Vorbereitungszeit: 15 Minuten
Kochzeit: 20 Minuten
Portionen: 5

Zutaten:

Für den Lachs:
- 5 (6 Unzen) Lachsfilets
- 2 Zitronen, geteilt

- 2 Esslöffel Natives Olivenöl Extra
- Meersalz und frisch gemahlener schwarzer Pfeffer

Für die Zitronen-Dill-Sauce:

- ½ Tasse fein gehackter frischer Dill, ein paar Zweige für den Fisch reserviert
- ⅓ Tasse hausgemachte Mayonnaise oder im Laden gekaufte Mayonnaise
- Saft von 1 Zitrone
- 1 Knoblauchzehe, gehackt

Richtungen:

Zubereitung der Zitronen-Dill-Sauce:

1. In einer mittelgroßen Schüssel Mayonnaise und Zitronensaft verrühren.
2. Gehackten Dill und Knoblauch zur Mayonnaise geben. Zum Kombinieren umrühren.
3. Abdecken und bis zur Verwendung im Kühlschrank aufbewahren.

Zubereitung des Lachses:

1. Den Ofen auf 375°F (ca. 190°C) vorheizen.
2. Die Lachsfilets in eine Auflaufform legen und mit nativem Olivenöl extra und dem Saft einer Zitrone beträufeln. Mit Meersalz und Pfeffer würzen.
3. Dillsauce über jedes Filet geben. Die restliche Zitrone in 5 Scheiben schneiden und jedes Filet mit 1 Zitronenscheibe belegen.
4. Legen Sie die zurückbehaltenen Dillzweige um die Filets in die Auflaufform, um ihnen zusätzlichen Geschmack zu verleihen.
5. Mit einer Gabel 20 Minuten backen oder bis der Fisch leicht zerfällt.

Calamari mit Kokosnusskruste

Etiketten: Eifrei | 30 Minuten oder weniger
Vorbereitungszeit: 10 Minuten
Kochzeit: 10 Minuten
Portionen: 5

Zutaten:

- 2 Tassen ungesüßte Kokosraspeln
- 1⅓ Pfund gereinigter Tintenfisch, in Ringe geschnitten
- ¼ Tasse frisch gepresster Zitronensaft
- 1 Tasse Ghee, geschmolzen
- 2 Tassen Kokosmehl

- 4 Tassen Kokosöl
- Flockenförmiges Meersalz
- Cocktailsauce zum Servieren

1. Geben Sie das geschmolzene Ghee in eine mittelgroße Schüssel.
2. In einer anderen mittelgroßen Schüssel die Kokosnuss und das Kokosmehl verquirlen.
3. In einer tiefen Pfanne bei mittlerer Hitze das Kokosöl schmelzen und sehr heiß werden lassen. Sie erkennen, dass das Öl fertig ist, wenn es leicht zu sprudeln beginnt.
4. Tauchen Sie ein Stück Calamari in das Ghee und tauchen Sie es in die Kokosnussmischung, so dass die Calamari gut bedeckt sind. Wiederholen Sie diesen Vorgang, um alle Calamari zu bedecken.
5. Geben Sie mit einem Schaumlöffel vorsichtig mehrere Calamaristücke in das heiße Öl, aber achten Sie darauf, dass die Pfanne nicht zu voll wird.
6. 30 Sekunden bis 1 Minute kochen, bis es braun ist. Mit einem Schaumlöffel auf Papiertücher geben und abtropfen lassen. Wiederholen, bis alle Calamari gar sind.
7. Die Calamari mit Meersalz bestreuen, mit Zitronensaft beträufeln und mit der Cocktailsauce zum Dippen servieren.

Jakobsmuscheln mit Knoblauch und Petersilie

Etiketten: Eifrei | Nussfrei | 30 Minuten oder weniger
Vorbereitungszeit: 10 Minuten
Kochzeit: 10 Minuten
Portionen: 5

Zutaten:

- Saft von 2 Zitronen, plus Zitronenschale zum Garnieren
- ½ Tasse gehackte frische Petersilie, 2 Esslöffel zum Garnieren reserviert
- 4 Knoblauchzehen, gehackt
- 1½ Pfund Jakobsmuscheln
- 1 Esslöffel Paprika
- ⅓ Tasse Natives Olivenöl Extra

- Meersalz und frisch gemahlener schwarzer Pfeffer

1. In einer großen Pfanne bei mittlerer Hitze das native Olivenöl extra erhitzen. Den Knoblauch hinzufügen und umrühren.
2. Die Jakobsmuscheln in die Pfanne geben und mit Paprika würzen.
3. Zitronensaft und Petersilie hinzufügen. Die Jakobsmuscheln auf jeder Seite 3 Minuten scharf anbraten.
4. Servieren Sie die Jakobsmuscheln warm, mit Meersalz und Pfeffer gewürzt und mit der beiseite gestellten Zitronenschale und Petersilie garniert.

Sushi-Schalen

Etiketten: Eifrei | Ein Topf | 30 Minuten oder weniger
Vorbereitungszeit: 10 Minuten
Portionen: 5

Zutaten:

- 1 Packung getrocknete Algenblätter, in Streifen geschnitten
- 1 Pfund frischer Thunfisch, in dünne Scheiben geschnitten
- 1 Avocado, halbiert, entkernt und in Scheiben geschnitten
- 1 japanische Gurke, in dünne Scheiben geschnitten
- 1 Tasse Kokos-Aminosäuren
- 2 Esslöffel gehackter, geschälter frischer Ingwer (optional)

Richtungen:

1. Die Thunfisch-, Gurken-, Avocado- und Algenblätter gleichmäßig auf 5 Servierschüsseln verteilen.
2. Mit den Kokos-Aminosäuren beträufeln. Mit dem Ingwer belegen (falls verwendet).

Tipp:

Für zusätzlichen Geschmack, Textur und einen Schub an Antioxidantien mit 2 Esslöffeln gerösteten Sesamkörnern garnieren.

Lachsburger

Etiketten: Nussfrei | 30 Minuten oder weniger
Vorbereitungszeit: 5 Minuten
Kochzeit: 20 Minuten
Portionen: 5

Zutaten:

- 5 gekochte Süßkartoffeln, abgekühlt, geschält
- 1½ Pfund Lachs
- 1 rote Zwiebel, gehackt
- 1 Esslöffel Natives Olivenöl Extra
- Meersalz und frisch gemahlener schwarzer Pfeffer
- 1 Teelöffel rote Paprikaflocken (optional)
- Geschnittene Gurken zum Servieren (optional)
- ½ Tasse gehackter frischer Dill
- 2 große Eier

Richtungen:

1. In einer großen Schüssel Lachs, rote Zwiebeln, Eier, Dill und rote Paprikaflocken (falls verwendet) vermischen. Zum Kombinieren vorsichtig umrühren.
2. Mit Meersalz und schwarzem Pfeffer würzen. Aus der Mischung 5 Patties formen.
3. In einer großen Pfanne bei mittlerer bis hoher Hitze das native Olivenöl extra erhitzen.
4. Fügen Sie die Lachsfrikadellen hinzu (möglicherweise müssen Sie in mehreren Portionen vorgehen). Pro Seite etwa 5 Minuten braten, bis die Außenseite schön gebräunt und knusprig und durchgegart ist.
5. Die Süßkartoffeln der Länge nach in der Mitte halbieren.
6. Auf einem Süßkartoffel-„Brötchen" mit einer Gurkenscheibe (falls verwendet) und anderen Belägen nach Wunsch servieren.

Mango-Hummer-Salat

Etiketten: Nussfrei | Ein Topf | 30 Minuten oder weniger
Vorbereitungszeit: 10 Minuten
Portionen: 5

Zutaten:

- 1 Pfund gekochtes Hummerfleisch, gehackt
- 6 Tassen Rucola, abgespült
- 2 Mangos, geschält und gewürfelt
- 6 große hartgekochte Eier, in Scheiben geschnitten
- 1 Knoblauchzehe, gehackt
- Dressing nach Wahl zum Servieren

Richtungen:

1. In einer mittelgroßen Schüssel Rucola, Mango, Eier und Knoblauch vermischen.
2. Den Salat mit dem gekochten Hummerfleisch belegen und servieren. Geben Sie das Dressing auf die Seite.

Zitronen-Knoblauch-Tomaten und Garnelen

Etiketten: Eifrei | Nussfrei | Ein Topf | 30 Minuten oder weniger
Vorbereitungszeit: 5 Minuten
Kochzeit: 15 Minuten
Portionen: 5

Zutaten:

- 1 Tasse gehackter frischer Basilikum, 2 Esslöffel zum Garnieren reserviert
- 1 Tasse gehackter frischer Koriander, 2 Esslöffel zum Garnieren reserviert
- 1½ Pfund Garnelen, geschält und entdarmt
- 2 Tassen alte Kirschtomaten
- 7 Knoblauchzehen, gehackt
- 2 Zitronen, halbiert
- ½ Tasse Ghee

Richtungen:

1. Erhitzen Sie das Ghee in einer Bratpfanne oder einer großen Pfanne bei mittlerer bis hoher Hitze.
2. Garnelen hinzufügen. 5 Minuten kochen lassen, bis es anfängt, rosa zu werden.
3. Den gehackten Knoblauch über die Garnelen streuen. Basilikum und Koriander dazugeben und vermischen.
4. Alles noch ein paar Minuten anbraten, bis die Garnelen größtenteils gar sind.
5. Die Kirschtomaten hinzufügen. Weitere 5 Minuten anbraten, bis die Tomaten zu platzen beginnen.
6. Auf Servierteller verteilen. Über alles frischen Zitronensaft auspressen. Mit dem beiseite gestellten Basilikum und Koriander garnieren.

Thunfischsalatbecher

Etiketten: Nussfrei | 30 Minuten oder weniger
Vorbereitungszeit: 5 Minuten
Portionen: 5

Zutaten:

- 6 Frühlingszwiebeln, weiße und hellgrüne Teile gehackt, 2 Esslöffel zum Garnieren reserviert
- 1 Kopf Eisbergsalat, Blätter getrennt
- 2 Tassen gekochter Thunfisch, in Flocken
- 2 Tassen gehackter Sellerie
- Hausgemachte Mayonnaise
- Meersalz

Richtungen:

1. In einer mittelgroßen Schüssel Thunfisch, Sellerie, Frühlingszwiebeln und Mayonnaise verrühren. Mit Meersalz abschmecken.
2. Legen Sie beliebig viele Salatblätter auf kleine Teller oder in flache Servierschüsseln.
3. Jeweils eine Kugel Thunfischsalat darüber geben.
4. Mit den reservierten Frühlingszwiebeln garniert servieren.

Eintopf-Fisch-Tacos

Etiketten: Nussfrei | 30 Minuten oder weniger
Vorbereitungszeit: 10 Minuten
Portionen: 5

Zutaten:

- 1 Rezept Blumenkohl-Tortillas zum Servieren
- 2 Pfund Tilapia, gekocht und in Scheiben geschnitten
- ½ Tasse gehackter frischer Koriander
- 1 Tasse gewürfelte Roma-Tomaten
- 1 mittelgroße rote Zwiebel, gewürfelt

Richtungen:

1. Füllen Sie die Tortillas mit Tilapia, Tomaten, roten Zwiebeln und Koriander.
2. Sofort servieren.

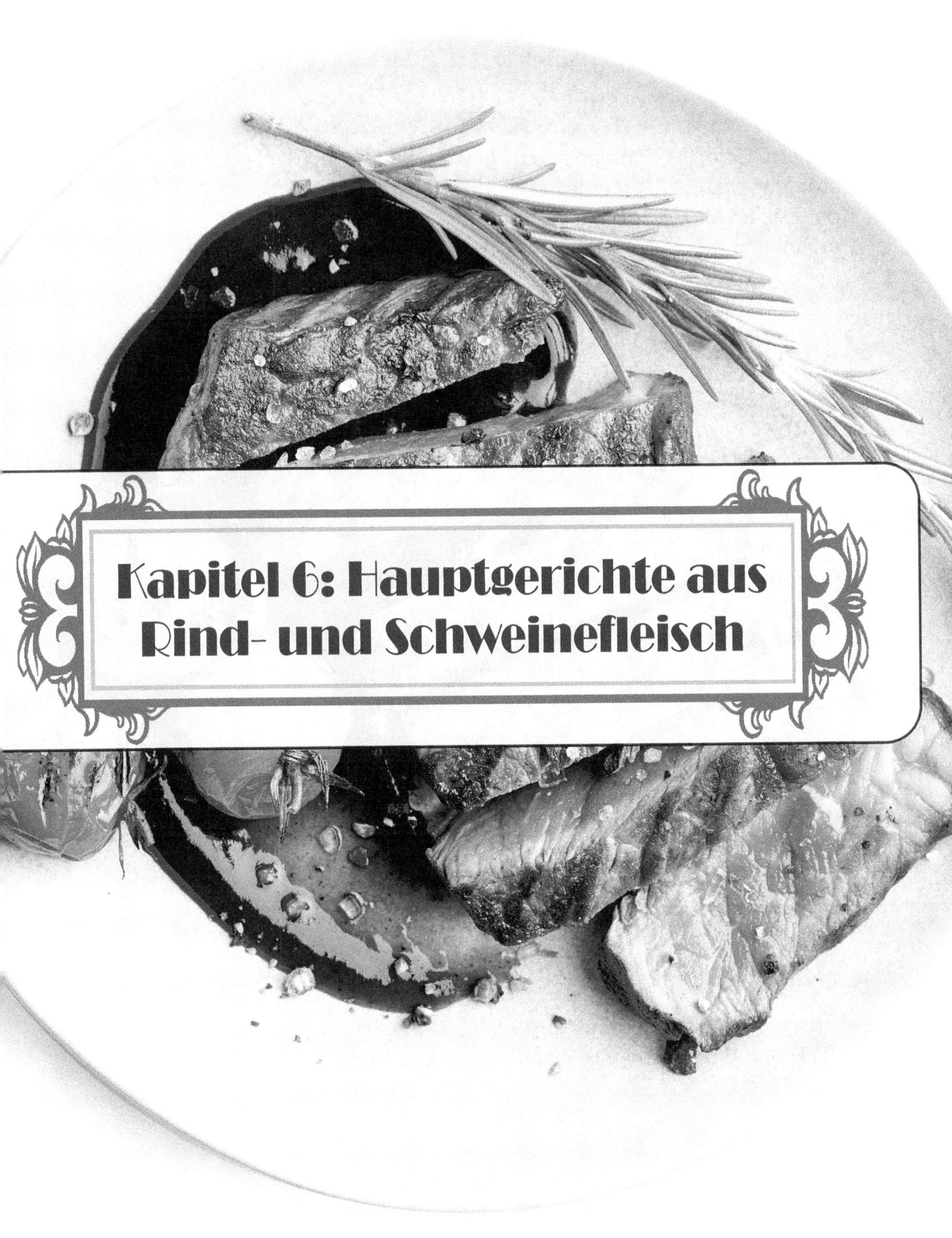

Kapitel 6: Hauptgerichte aus
Rind- und Schweinefleisch

Schweinekoteletts mit Kräutern und Knoblauch

Etiketten: Eifrei | Gefriergeeignet | Nussfrei | 30 Minuten oder weniger
Vorbereitungszeit: 5 Minuten
Kochzeit: 25 Minuten
Portionen: 5

Zutaten:

- 2 Esslöffel gehackte frische Oreganoblätter
- ½ Tasse gehackter frischer Koriander, gehackt
- ½ Tasse gehackte frische Petersilie, gehackt
- 5 Schweinekoteletts mit Knochen
- 2 Esslöffel Ghee
- 4 Knoblauchzehen, gehackt

Richtungen:

1. Den Ofen auf 375°F (ca. 190°C) vorheizen.
2. Legen Sie die Schweinekoteletts auf ein Backblech und reiben Sie jedes Kotelett mit Ghee ein.
3. Jedes Kotelett mit Knoblauch und Oregano belegen.
4. 25 Minuten backen, bis es gebräunt und durchgegart ist.
5. Mit Koriander und Petersilie garniert servieren.

Mit Taco gefüllte Süßkartoffeln

Etiketten: Eifrei | Ohne Nüsse
Vorbereitungszeit: 5 Minuten
Kochzeit: 55 Minuten
Portionen: 5

Zutaten:

- 1 mittelgroße rote Zwiebel, gewürfelt, plus mehr zum Servieren
- 1½ Pfund Bio-Rinderhackfleisch
- 5 Süßkartoffeln
- ¼ Tasse Taco-Gewürz
- 1 Tasse Salsa zum Servieren

Richtungen:

1. Den Ofen auf 375°F (ca. 190°C) vorheizen.

2. Wickeln Sie jede Süßkartoffel in Aluminiumfolie ein. Stechen Sie Löcher in die Folie, damit die Süßkartoffeln richtig garen. Etwa 45 Minuten backen, bis sie weich sind.
3. In einer Pfanne bei mittlerer Hitze das Hackfleisch 5 Minuten lang anbraten und dabei umrühren, bis es größtenteils gebräunt ist.
4. Fügen Sie die rote Zwiebel und das Taco-Gewürz hinzu. Umrühren und weitergaren, bis das Rindfleisch gar ist, weitere etwa 5 Minuten.
5. Schneiden Sie die Süßkartoffeln etwa zur Hälfte auf. Füllen Sie jede Süßkartoffel mit der Hackfleischmischung.
6. Mit Salsa belegen und würzen.

Tipp:

Fügen Sie Buttersalat, Kokoscreme, Guacamole und gehackten frischen Koriander als Taco-Topping hinzu, um zusätzlichen Geschmack und Textur zu erhalten.

Spargel in Speckhülle

Etiketten: Eifrei | Nussfrei | Ein Topf
Vorbereitungszeit: 10 Minuten
Kochzeit: 25 Minuten
Portionen: 5

Zutaten:

- 1 Pfund frischer Spargel, holzige Enden entfernt und weggeworfen
- 2 Esslöffel frische Oreganoblätter
- 1 Pfund nitratfreier Speck
- 5 Knoblauchzehen, gehackt
- 1 Tasse gehackter frischer Koriander
- 2 Esslöffel Natives Olivenöl Extra

Richtungen:

1. Heizen Sie den Ofen auf 350 °F (ca. 176 °C) vor.
2. Den Spargel auf ein Backblech legen und mit Nativem Olivenöl Extra bestreichen.
3. Wickeln Sie eine Scheibe ungekochten Speck um jede Spargelstange.
4. Den eingewickelten Spargel mit Knoblauch und Oregano bestreuen.
5. 25 Minuten backen, bis der Speck schön knusprig ist.
6. Mit frischem Koriander garnieren und genießen!

Mit Speck umwickelte Fleischbällchen

Etiketten: Eifrei
Vorbereitungszeit: 15 Minuten
Kochzeit: 35 Minuten
Portionen: 5

Zutaten:

- 1 (12 Unzen) Packung nitratfreier Speck
- 2 Tassen spiralförmige Zucchini-Zoodles
- 1 Pfund Bio-Rinderhackfleisch
- 1 mittelgroße rote Zwiebel, gewürfelt
- 2 Knoblauchzehen, gehackt
- ¼ Tasse Kokos-Aminosäuren

Richtungen:

1. Heizen Sie den Ofen auf 350 °F (ca. 176 °C) vor.
2. In einer mittelgroßen Schüssel Rinderhackfleisch, Knoblauch, rote Zwiebeln und Kokosnuss-Aminosäuren vermischen.
3. Alles vermischen, bis alles gut vermischt ist. Rollen Sie die Fleischmischung in 2,5 cm große Fleischbällchen.
4. Wickeln Sie vorsichtig eine Zucchini-Zoodle um jedes Fleischbällchen.
5. Wickeln Sie eine Speckscheibe um die mit Zucchini umwickelten Fleischbällchen und befestigen Sie sie mit einem Zahnstocher.
6. Die vorbereiteten Fleischbällchen auf ein Backblech legen.
7. 35 Minuten backen, bis alles gar ist.

Sautierte Äpfel und Schweinefleisch

Etiketten: Eifrei | Nussfrei | Ein Topf | 30 Minuten oder weniger
Vorbereitungszeit: 5 Minuten
Kochzeit: 15 Minuten
Portionen: 5

Zutaten:

- 4 Tassen gewürfelte ungeschälte Granny-Smith-Äpfel
- 1 Esslöffel gemahlener Zimt

- 2 Esslöffel Ghee
- 1 Tasse gewürfelte rote Zwiebel
- 5 Schweinekoteletts mit Knochen
- Meersalz und frisch gemahlener schwarzer Pfeffer

1. Erhitzen Sie das Ghee in einer Pfanne bei mittlerer bis hoher Hitze.
2. Fügen Sie die rote Zwiebel hinzu. 4 Minuten kochen, bis es anfängt, weich zu werden.
3. Die Schweinekoteletts in die Pfanne geben. Pro Seite 3 Minuten braten.
4. Die Äpfel dazugeben und mit Zimt bestreuen. Mit Meersalz und Pfeffer würzen.
5. Weitere 5 Minuten kochen, bis alles durchgegart ist. Wenn die Pfanne zu trocken wird, fügen Sie einen Spritzer Wasser hinzu.

Tipp:

Um dies als Eintopfgericht zuzubereiten, nehmen Sie die Schweinekoteletts aus den Pfannen, sobald sie auf jeder Seite gut angebraten sind, und legen Sie sie beiseite. Einen kleinen, in dünne Scheiben geschnittenen Grünkohlkopf zusammen mit den Äpfeln in die Pfanne geben. Unter gelegentlichem Rühren kochen, bis der Kohl weich ist. Die Schweinekoteletts wieder in die Pfanne geben und weitere 2 Minuten braten, bis das Schweinefleisch erhitzt und durchgegart ist.

Brokkoli und Flank Beef

Etiketten: Eifrei | Ein Topf | 30 Minuten oder weniger
Vorbereitungszeit: 10 Minuten
Kochzeit: 15 Minuten
Portionen: 5

Zutaten:

- 2 Esslöffel gehackter, geschälter frischer Ingwer
- 1½ Pfund Flanksteak, in dünne Scheiben geschnitten
- ¾ Tasse Kokos-Aminosäuren
- 3 Knoblauchzehen, gehackt
- 4 Tassen Brokkoliröschen
- Meersalz und frisch gemahlener schwarzer Pfeffer

Richtungen:

1. In einer Pfanne bei mittlerer Hitze das Flanksteak 5 Minuten anbraten.
2. Kokosnuss-Aminosäuren und Knoblauch hinzufügen. Alles 3 Minuten anbraten, bis das Rindfleisch leicht gebräunt ist.
3. Ingwer und Brokkoli hinzufügen. Weitere 5 Minuten anbraten, bis alles gar ist. Mit Meersalz und Pfeffer würzen.

Süßkartoffel-Avocado-Speck-Salsa-Häppchen

Etiketten: Eifrei | Ohne Nüsse
Vorbereitungszeit: 10 Minuten
Kochzeit: 30 Minuten
Portionen: 5

Zutaten:

- 1 Tasse gehackter frischer Koriander, 2 Esslöffel zum Garnieren reserviert
- 6 Süßkartoffeln, ungeschält und in dünne Scheiben geschnitten
- 1 Pfund nitratfreier Speck
- 2 Tassen gewürfelte Avocado
- 2 Tassen frische Salsa
- 2 Esslöffel Natives Olivenöl Extra
- 2 Esslöffel frisch gepresster Limettensaft
- Meersalz und frisch gemahlener schwarzer Pfeffer

Richtungen:

1. Heizen Sie den Ofen auf 450 °F (ca. 232 °C) vor.
2. In einer Pfanne bei mittlerer Hitze den Speck etwa 5 Minuten lang knusprig braten. Zum Abtropfen auf Papiertücher geben. Den Speck in kleine Stücke schneiden.
3. In einer mittelgroßen Schüssel Avocado, Salsa und Koriander glatt rühren. Bewahren Sie die Avocado-Salsa bis zur Verwendung im Kühlschrank auf.
4. Legen Sie die geschnittenen Süßkartoffeln auf ein Backblech. Mit nativem Olivenöl extra beträufeln und mit Meersalz und Pfeffer bestreuen.
5. 25 Minuten backen, bis es knusprig ist.
6. Die gekochten Süßkartoffelscheiben mit der Avocado-Salsa belegen, mit Limettensaft beträufeln und Speckstücke und frischen Koriander darüber streuen.

Paläo-Rindfleischschalen

Etiketten: Nussfrei | Ein Topf | 30 Minuten oder weniger
Vorbereitungszeit: 5 Minuten
Kochzeit: 10 Minuten
Portionen: 5

Zutaten:

- 2 Tassen geschnittene Paprika, beliebige Farbe oder eine Mischung
- 1½ Pfund Bio-Rinderhackfleisch
- 2 Tassen gehackte rote Zwiebeln
- 1 Tasse geschnittene Kirschtomaten
- 2 Tassen Brokkoliröschen
- Meersalz und frisch gemahlener schwarzer Pfeffer

Richtungen:

1. In einer Pfanne bei mittlerer Hitze das Hackfleisch und die roten Zwiebeln vermischen.
2. Das Fleisch etwa 5 Minuten lang anbraten und dabei umrühren, bis es anfängt zu bräunen.
3. Brokkoli, Kirschtomaten und Paprika hinzufügen. Weitere 5 Minuten anbraten. Das Gemüse soll leicht knusprig sein, also nicht zu lange kochen.
4. In Servierschüsseln füllen. Mit Meersalz und Pfeffer würzen. Mit hausgemachter Mayonnaise, Guacamole oder Salsa garniert servieren.

Veggie-Shish und Schweinefleisch-Kabobs

Etiketten: Eifrei | Gefriergeeignet | Ohne Nüsse
Vorbereitungszeit: 10 Minuten
Kochzeit: 30 Minuten
Portionen: 5

Zutaten:

- 3 Paprika, beliebige Farbe oder eine Mischung, in Stücke geschnitten
- 1 mittelgroße rote Zwiebel, in Stücke geschnitten
- 1 Ananas, entkernt und in Stücke geschnitten
- 1 Knoblauchzehe, Zehen abgetrennt und geschält

- 1½ Pfund Schweinefilet, gewürfelt

1. Heizen Sie den Ofen auf 350 °F (ca. 176 °C) vor.
2. Nehmen Sie 10 bis 12 Spieße und stecken Sie jeweils ein Stück Schweinefleisch, ein Stück Paprika, ein Stück rote Zwiebel, ein Ananasstück und eine Knoblauchzehe hinein.
3. Wiederholen Sie den Vorgang mit den restlichen Zutaten, um die Spieße zu füllen. Die Spieße in Alufolie einwickeln und auf ein Backblech legen.
4. 30 Minuten backen, bis es braun und knusprig ist.

Gegrillte Ananas-Schweinekoteletts

Etiketten: Eifrei | Nussfrei | 30 Minuten oder weniger
Vorbereitungszeit: 10 Minuten
Kochzeit: 10 Minuten
Portionen: 5

Zutaten:

- 4 Tassen Barbecue-Sauce, davon etwas zum Servieren
- 2 Esslöffel gehackter, geschälter frischer Ingwer
- 1 ganze Ananas, geschält, entkernt und in Scheiben geschnitten
- 5 Schweinekoteletts mit Knochen
- 2 Knoblauchzehen, gehackt
- 1 Tasse Honig

Richtungen:

1. Den Grill auf hohe Hitze vorheizen.
2. In einer kleinen Schüssel Honig und Barbecue-Sauce verrühren. Die Schweinekoteletts mit der Soße bestreichen.
3. Reiben Sie die Koteletts mit Ingwer und Knoblauch ein und drücken Sie sie fest, damit sie an der Soße haften bleiben. Die Koteletts auf den Grill legen.
4. Die Schweinekoteletts mit den frischen Ananasscheiben belegen oder direkt auf den Grill legen.
5. 4 bis 5 Minuten pro Seite grillen, bis es gebräunt ist. Wenn die Ananas anfängt zu brennen, stellen Sie sie auf einen kühleren Teil des Grills.
6. Sobald die Schweinekoteletts fertig sind, mit noch mehr Barbecue-Sauce beträufeln.

Paprika- und Steak-Fajitas

Etiketten: Nussfrei | Ein Topf | 30 Minuten oder weniger
Vorbereitungszeit: 10 Minuten
Kochzeit: 20 Minuten
Portionen: 5

Zutaten:

- 2 Tassen geschnittene Paprika, beliebige Farbe oder eine Mischung
- 1 Avocado, halbiert, entkernt und gewürfelt
- 1 Pfund Flanksteak, in dünne Scheiben geschnitten
- 2 Esslöffel gehackter Knoblauch
- 1 Tasse gehackter frischer Koriander
- 1 Tasse gewürfelte rote Zwiebel
- 1 Limette, in Spalten geschnitten
- Meersalz und frisch gemahlener schwarzer Pfeffer

Richtungen:

1. In einer Pfanne bei mittlerer bis hoher Hitze das Flanksteak 5 Minuten anbraten.
2. Paprika, rote Zwiebel und Knoblauch hinzufügen.
3. 5 bis 10 Minuten anbraten, bis alles gar ist. Mit Meersalz und Pfeffer würzen.
4. Mit Avocado, Koriander und Limettenspalten garniert servieren.

Mit Äpfeln und Wurst gefüllter Kürbis

Etiketten: Eifrei | Ohne Nüsse
Vorbereitungszeit: 5 Minuten
Kochzeit: 1 Stunde 5 Minuten
Portionen: 5

Zutaten:

- Kokosölspray, zum Vorbereiten des Backblechs
- 1½ Pfund nitratfreie gemahlene Wurst
- 3 Eichelkürbisse, halbiert
- 2 Tassen gewürfelter Apfel
- 1 Tasse gewürfelte rote Zwiebel
- Meersalz und frisch gemahlener schwarzer Pfeffer

Richtungen:

1. Heizen Sie den Ofen auf 400 °F (ca. 204 °C) vor.
2. Ein umrandetes Backblech mit Kokosölspray bestreichen.
3. Die halbierten Eichelkürbisse mit der Schnittseite nach oben auf das vorbereitete Blech legen. 1 Stunde backen, oder bis der Kürbis schön knusprig ist. Beiseite legen.
4. In einer Pfanne bei mittlerer Hitze die Wurst und die roten Zwiebeln 5 Minuten braten, bis sie braun sind. Geben Sie die Wurst und die roten Zwiebeln mit einem Schaumlöffel in eine mittelgroße Schüssel.
5. Den Apfel zur Mischung aus Wurst und roten Zwiebeln hinzufügen. Zum Kombinieren umrühren. Geben Sie die Wurstmasse in die Eichelkürbishälften, füllen Sie diese und legen Sie sie wieder auf das Backblech.
6. Weitere 5 Minuten backen, bis alles schön knusprig ist.
7. Mit Meersalz und Pfeffer würzen.

Gemüse-Rindfleisch-Chili

Etiketten: Eifrei | Gefriergeeignet | Nussfrei | Slow Cooker
Vorbereitungszeit: 10 Minuten
Kochzeit: 6 Stunden 10 Minuten
Portionen: 5

Zutaten:

- 1 (28-Unzen) Dose gewürfelte Bio-Tomaten mit Saft
- 1½ Pfund Bio-Rinderhackfleisch
- 1 mittelgroße rote Zwiebel, gehackt
- 3 Tassen gehackte Süßkartoffeln
- 6 Knoblauchzehen, gehackt
- 2 Esslöffel Chilipulver
- Meersalz und frisch gemahlener schwarzer Pfeffer

Richtungen:

1. In einer Pfanne bei mittlerer Hitze das Hackfleisch 10 Minuten lang anbraten, dabei gelegentlich umrühren, um das Fleisch aufzulockern, bis es braun ist.
2. Übertragen Sie das Rindfleisch in einen Slow Cooker.
3. Fügen Sie die Tomaten zusammen mit ihrem Saft, Knoblauch, Süßkartoffeln, roten Zwiebeln und Chilipulver hinzu. Mit Meersalz und Pfeffer würzen.
4. Decken Sie den Herd ab und stellen Sie ihn auf hohe Hitze.
5. Mindestens 6 Stunden kochen lassen. Je länger Sie das Chili kochen, desto besser schmeckt es.

Mit Speck umwickeltes Schweinefilet

Etiketten: Eifrei | Ohne Nüsse
Vorbereitungszeit: 10 Minuten
Kochzeit: 30 Minuten
Portionen: 5

Zutaten:

- 1 Schweinefilet (ca. 1 Pfund)
- 1 Teelöffel gemahlener Zimt
- 1 Pfund nitratfreier Speck
- 2 Teelöffel Paprika
- 1 Teelöffel Chilipulver
- 1 Tasse natives Olivenöl extra
- Meersalz und frisch gemahlener schwarzer Pfeffer

Richtungen:

1. Heizen Sie den Ofen auf 350 °F (ca. 176 °C) vor.
2. In einer kleinen Schüssel Chilipulver, Paprika und Zimt verrühren. Mit Meersalz und Pfeffer würzen. Zum Kombinieren noch einmal umrühren.
3. Reiben Sie das Schweinefilet rundherum mit nativem Olivenöl Extra ein.
4. Die Gewürzmischung darüberstreuen und das Schweinefleisch damit einreiben.
5. Das Schweinefilet mit den Speckstreifen umwickeln und das Filet auf ein Backblech legen.
6. 30 Minuten backen, bis das Filet gar ist (ca. 62 °C auf einem sofort ablesbaren Thermometer). Aus dem Ofen nehmen und mit Alufolie abdecken.
7. Vor dem Schneiden und Servieren 10 Minuten ruhen lassen. Um das Schweinefleisch besonders zart und aromatisch zu machen, stellen Sie es nach dem Auftragen der Gewürzmischung bis zu 24 Stunden in den Kühlschrank.

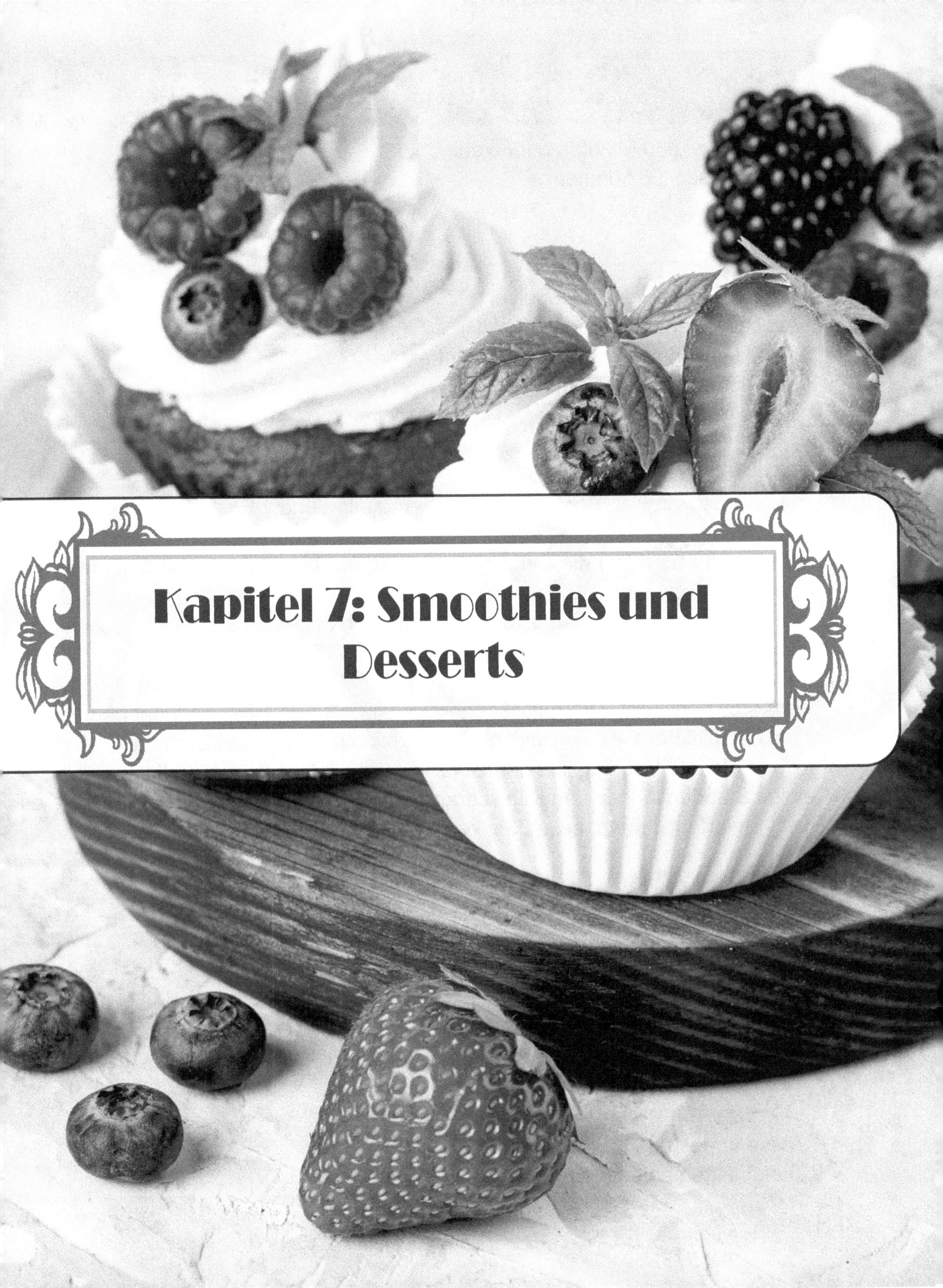

Kapitel 7: Smoothies und Desserts

Schokoladenpudding

Etiketten: Eifrei | 30 Minuten oder weniger
Vorbereitungszeit: 5 Minuten
Portionen: 5

Zutaten:

- 1 Tasse ungesüßtes Kakaopulver
- 5 Avocados, entkernt und geschält
- ½ Tasse geschmolzene Kokosnussbutter
- 2 Messlöffel Rindergelatine
- 1 Tasse Honig

Richtungen:

1. In einer mittelgroßen Schüssel die Rindergelatine und 1 Esslöffel Wasser vermischen.
2. Beiseite stellen, damit die Gelatine blühen kann. Sie werden erkennen, dass es blüht, wenn es anfängt, sich auszudehnen.
3. Die geschmolzene Kokosnussbutter hinzufügen und alles leicht vermischen. Zu diesem Zeitpunkt nicht zu viel mischen.
4. Kakaopulver, Avocados und Honig hinzufügen. Rühren, bis eine puddingartige Konsistenz entsteht. Alternativ können Sie auch einen Mixer verwenden und alles bei mittlerer Geschwindigkeit mixen, bis ein Pudding entsteht.
5. Geben Sie den Pudding in einen Glasbehälter mit Deckel und stellen Sie ihn einige Stunden lang in den Kühlschrank, damit er fester wird. Oder, wenn Sie es nicht erwarten können, essen Sie es direkt nach dem Mischen!

Kokos-Meisenknödel

Etiketten: Eifrei | Gefriergeeignet | Vegan
Vorbereitungszeit: 20 Minuten
Gefrierzeit: 2 Stunden
Ergibt: ca. 48 Bälle

Zutaten:

- 1 Tasse ungesüßte Kokosraspeln
- 2 Teelöffel gemahlener Zimt

- ¼ Tasse Mandelbutter
- 1 Tasse Kokosöl
- 1 Tasse Walnüsse

1. Ein umrandetes Backblech mit Backpapier auslegen und beiseite stellen.
2. In einer Küchenmaschine die Kokosraspeln, Walnüsse, Mandelbutter und Zimt vermischen. Pulsieren, bis es fein gemahlen ist.
3. Geben Sie das Kokosöl hinzu. Pulsieren, bis ein Teig entsteht.
4. Nehmen Sie den Teig aus der Küchenmaschine. Den Teig zu 2,5 cm großen Kugeln rollen und auf das vorbereitete Backblech legen. Mindestens 2 Stunden einfrieren.
5. In einem verschlossenen Glasbehälter gefroren bis zu 2 Wochen aufbewahren.

Erdnussbutterbecher

Etiketten: Eifrei | Gefriergeeignet | Vegan
Vorbereitungszeit: 15 Minuten / Gefrierzeit: 2 Stunden
Portionen: 5

Zutaten:

- 2 Tassen ungesüßtes Kakaopulver
- 1 Tasse Kokosöl, geschmolzen
- 2 Teelöffel Vanilleextrakt
- 1 Tasse Mandelbutter
- 1 Tasse Erdnussbutter
- Grobes Meersalz

Richtungen:

1. In einem Mixer Kakaopulver, geschmolzenes Kokosöl, Mandelbutter und Vanille vermischen. Alles glatt rühren.
2. Füllen Sie jede Erdnussbutterbecherform langsam etwa zur Hälfte mit der Mischung.
3. Geben Sie eine Kugel Erdnussbutter in die Mitte jeder Form.
4. Bedecken Sie die Erdnussbutter mit mehr der Schokoladen-Mandelbutter-Mischung, um die Formen zu füllen.
5. Jede Tasse mit grobem Meersalz bestreuen.
6. Die Formen in den Gefrierschrank stellen und mindestens 2 Stunden, am besten über Nacht, fest werden lassen.

Vanille-Datteln-Kokos-Smoothie

Etiketten: Eifrei | Gefriergeeignet | Vegan | 30 Minuten oder weniger
Vorbereitungszeit: 5 Minuten
Portionen: 3

Zutaten:

- 1 Esslöffel gemahlener Zimt, plus etwas mehr zum Garnieren
- 2 Tassen Mandel-Kokosmilch
- 1 Esslöffel Vanilleextrakt
- 1 Tasse gefrorene Kokosnussstücke
- 1 Tasse entsteinte Datteln

Richtungen:

1. In einem Mixer Mandel-Kokosmilch und Datteln vermischen. 1 Minute lang bei hoher Geschwindigkeit mixen, bis eine glatte Masse entsteht.
2. Vanille, Zimt und gefrorene Kokosnussstücke hinzufügen. Nochmals 1 Minute lang mixen, bis eine glatte und cremige Masse entsteht.
3. In Gläser füllen und mit einer Prise Zimt garnieren.

Kürbiskuchensmoothie

Etiketten: Eifrei | Gefriergeeignet | 30 Minuten oder weniger
Vorbereitungszeit: 5 Minuten
Portionen: 2

Zutaten:

- 1 Tasse Kürbispüree aus der Dose
- 2 Messlöffel Kollagenpeptide
- 1 Tasse Mandel-Kokosmilch
- 1 Esslöffel Honig
- ½ Tasse entkernte Datteln
- 1 Tasse Eiswürfel
- Gemahlener Zimt zum Garnieren (optional)
- Gemahlene Muskatnuss zum Garnieren (optional)

Richtungen:

1. In einem Mixer Kürbis und Datteln vermischen. 3 Minuten bei hoher Geschwindigkeit mixen.
2. Fügen Sie die Kollagenpeptide, den Honig und die Mandel-Kokosmilch hinzu. Nochmals 3 Minuten lang auf höchster Stufe mixen.
3. Fügen Sie das Eis hinzu. Weitere 2 Minuten bei hoher Geschwindigkeit mixen.
4. Den Smoothie in Gläser füllen und mit Zimt und Muskatnuss (falls verwendet) bestreuen.

Smoothies im Gefrierschrank

Etiketten: Eifrei | Gefriergeeignet | 30 Minuten oder weniger
Vorbereitungszeit: 5 Minuten
Portionen: 3

Zutaten:

- ½ Kopf Blumenkohl, in Röschen geschnitten
- 1 Tasse Mandel-Kokosmilch, geteilt
- 1 Bund frischer Grünkohl
- 1 Tasse gehackte Nektarine
- 1 Messlöffel Kollagenpeptide
- 1 Tasse Eis
- 1 Tasse frische Erdbeeren, plus geschnittene Erdbeeren zum Garnieren (optional)

Richtungen:

1. In einem Mixer Grünkohl, Blumenkohl und ½ Tasse Mandel-Kokosmilch vermischen. Mischung.
2. Nektarine, Erdbeeren und die restliche halbe Tasse Mandel-Kokosmilch hinzufügen. Nochmals 2 Minuten bei mittlerer Geschwindigkeit mixen.
3. Fügen Sie die Kollagenpeptide und das Eis hinzu. Bei hoher Geschwindigkeit mixen, bis alles gut vermischt ist.
4. In Gläsern servieren und mit weiteren Erdbeerscheiben garnieren (falls verwendet).

Tipp:

Dieser Smoothie lässt sich ganz einfach an den Inhalt Ihres Kühlschranks anpassen. Ersetzen Sie Grünkohl durch Spinat oder anderes Gemüse; Brombeeren oder Blaubeeren für Erdbeeren; und Pflaumen, Pfirsiche oder Aprikosen für Nektarinen.

Apfelkuchen-Bratäpfel

Etiketten: Eifrei | Vegetarier
Vorbereitungszeit: 15 Minuten
Kochzeit: 30 Minuten
Portionen: 5

Zutaten:

- 6 große Äpfel (jede Sorte)
- 1 Esslöffel gemahlener Zimt
- 1 Esslöffel Vanilleextrakt
- 1 Tasse Pekannüsse, gehackt
- ⅓ Tasse Honig

Richtungen:

1. Den Ofen auf 375°F (ca. 190°C) vorheizen.
2. Ein Backblech mit Backpapier auslegen und beiseite stellen.
3. Schneiden Sie die Oberseite jedes Apfels ab, bewahren Sie sie auf und löffeln Sie das Kerngehäuse heraus.
4. Entfernen Sie vorsichtig das restliche Apfelinnere, achten Sie darauf, die Apfelschale nicht zu beschädigen, und würfeln Sie es fein.
5. In einer mittelgroßen Schüssel Apfelwürfel, Pekannüsse, Zimt, Honig und Vanille vermischen. Jede ausgehöhlte Apfelschale mit der Apfelmischung füllen.
6. Decken Sie jeden Apfel mit der reservierten Oberseite ab. Legen Sie die gefüllten Äpfel auf das vorbereitete Backblech.
7. 30 Minuten backen oder bis die Äpfel schön knusprig sind.

Tipp:

Servieren Sie diese mit geschlagener Kokoscreme für ein besonders festliches Dessert.

Mandelbutter-Apfelhäppchen

Etiketten: Eifrei | Vegan | 30 Minuten oder weniger
Vorbereitungszeit: 20 Minuten
Portionen: 5

Zutaten:

- 1 (12-Unzen) Glas Mandelbutter oder Erdnussbutter
- 1 Tasse ungesüßte Kokosraspeln
- 6 Äpfel, entkernt und in dünne Scheiben geschnitten
- 2 Tassen ungesalzene Nüsse und Samen

Richtungen:

1. Jede Apfelscheibe dünn mit Nussbutter bestreichen.
2. Belegen Sie jede Scheibe mit einigen Nüssen und Samen.
3. Die Kokosraspeln über die Apfelscheiben streuen und genießen. Diese Apfelscheiben sind gekühlt in einem luftdichten Glasbehälter bis zu 3 Tage haltbar.

Tipp:

Nüsse und Samen können eine beliebige Kombination aus Mandelblättchen, gehackten Walnüssen, gehackten Pekannüssen, Kürbiskernen usw. sein.
Bevor Sie die Nussbutter auf die Apfelscheiben streichen, drücken Sie etwas frischen Zitronensaft darüber, damit sie nicht braun werden.

Fruchtschaschliks

Etiketten: Eifrei | Vegan | 30 Minuten oder weniger
Vorbereitungszeit: 20 Minuten
Ergibt: 5 Spieße

Zutaten:

- 1 Pfund Bio-Erdbeeren, Oberteile entfernt
- 1 ganze Ananas, entkernt und in Scheiben geschnitten
- 1 Pfund Kokosnussstücke
- 6 Pfirsiche, in Scheiben geschnitten
- 6 Äpfel, in Scheiben geschnitten

Richtungen:

1. Nehmen Sie eine Erdbeere und stecken Sie sie unten auf einen Spieß.
2. Fügen Sie eine Ananasscheibe, eine Apfelscheibe, eine Pfirsichscheibe und zuletzt ein Kokosnussstück hinzu. Wiederholen, bis alle Zutaten aufgespießt sind.
3. In einem luftdichten Behälter gekühlt bis zu 5 Tage aufbewahren.

Wenn Sie diese Spieße auf die nächste Stufe bringen möchten, heizen Sie einen Grill auf mittlere bis niedrige Hitze vor. Legen Sie die Kebobs auf den Grill und grillen Sie sie unter Wenden 8 Minuten lang, bis sie warm und leicht verkohlt sind (oder wie es Ihnen gefällt).

Knusprig gebratene Bananen

Etiketten: Eifrei | Vegetarisch | 30 Minuten oder weniger
Vorbereitungszeit: 5 Minuten
Kochzeit: 10 Minuten
Portionen: 5

Zutaten:

- 1 Bund Bananen, geschält und geviertelt
- 1 Esslöffel gemahlener Zimt
- ½ Teelöffel gemahlene Muskatnuss
- ⅓ Tasse Kokosöl
- ¼ Tasse Honig
- Vollfette Kokoscreme zum Servieren (optional)

Richtungen:

1. In einer kleinen Schüssel Zimt und Muskatnuss verrühren und beiseite stellen.
2. In einer Pfanne bei mittlerer Hitze das Kokosöl erhitzen.
3. Gießen Sie den Honig hinein und streuen Sie die Zimt-Muskatnuss-Mischung in die Pfanne. Erhitzen, bis sich das Öl verflüssigt, 2 Minuten.
4. Legen Sie jede Bananenscheibe vorsichtig in die Pfanne.
5. 2 Minuten pro Seite braten, bis es schön gebräunt ist. Die Bananenscheiben sollen knusprig sein.
6. Die Honigmischung darüber träufeln und warm mit einem Klecks Kokoscreme (falls verwendet) servieren.

Fruchtige Eispops

Etiketten: Eifrei | Gefriergeeignet | Vegan
Vorbereitungszeit: 10 Minuten
Gefrierzeit: 4 Stunden
Portionen: 5; ergibt etwa 12 Eiswürfel

Zutaten:

- 2 Tassen geschnittene frische Erdbeeren, geteilt
- 1 Tasse frische Blaubeeren
- ½ Tasse frische Minzblätter
- 1 Mango, gewürfelt
- 2 Tassen Kokoswasser

Richtungen:

1. In einem Mixer das Kokoswasser und 1½ Tassen Erdbeeren vermischen. Alles glatt rühren.
2. Füllen Sie jede Eisform etwa zur Hälfte und verteilen Sie die restlichen ½ Tasse geschnittenen Erdbeeren, die Blaubeeren und die Mango darauf.
3. Legen Sie die frischen Minzblätter vorsichtig in die Formen rund um die Früchte.
4. Füllen Sie jede Form mit der Erdbeer-Kokoswasser-Mischung.
5. Setzen Sie die Griffe ein und frieren Sie die Formen mindestens 4 Stunden lang oder bis sie gefroren sind ein.

Beeren- und Rüben-Smoothie

Etiketten: Eifrei | Gefriergeeignet | Vegan | 30 Minuten oder weniger
Vorbereitungszeit: 5 Minuten
Portionen: 2

Zutaten:

- 1 Tasse gehackte rohe Rüben
- ½ Tasse gehackte Banane
- 1 Tasse gehackter Grünkohl
- 1 Tasse Kokoswasser
- 1 Tasse Eis
- 1 Tasse frische oder gefrorene Blaubeeren, plus mehr zum Garnieren (optional)

1. In einem Mixer Rüben, Grünkohl und Banane vermischen. Zum Mischen bei niedriger Geschwindigkeit mixen.
2. Blaubeeren, Kokoswasser und Eis hinzufügen. Bei mittlerer Geschwindigkeit mixen, bis eine glatte und cremige Masse entsteht.
3. Den Smoothie in Gläser füllen und nach Wunsch mit weiteren Blaubeeren garnieren.

Kokos-Bananen-Split

Etiketten: Eifrei | Vegetarisch | 30 Minuten oder weniger
Vorbereitungszeit: 10 Minuten
Portionen: 5

Zutaten:

- 5 Bananen, geschält und der Länge nach in Scheiben geschnitten
- 1 Tasse vollfette Kokoscreme
- 2 Tassen gehobelte Mandeln
- 3 Tassen frische Beeren
- ½ Tasse Honig

Richtungen:

1. Ordnen Sie die Bananenscheiben in einer Eisbecherform oder auf einem Teller an, 2 Bananenscheiben pro Eisbecher.
2. Mit den Beeren belegen. Kokoscreme über die Bananensplits träufeln.
4. Mit den Mandeln bestreuen. Alles mit Honig beträufeln und servieren.

Tipp:

Frische Beeren können geschnittene Erdbeeren, Himbeeren, Blaubeeren, Brombeeren oder gemischte Beeren sein.

Bananen-Kokos-Eis

Etiketten: Eifrei | Gefriergeeignet | Vegan
Vorbereitungszeit: 15 Minuten, plus Einfrieren der Bananen über Nacht
Gefrierzeit: 2 Stunden
Portionen: 5

Zutaten:

- 3 reife Bananen, geschält, in dünne Scheiben geschnitten und über Nacht eingefroren
- 1 Tasse ungesüßte Kokosraspeln
- 2 Tassen Mandel-Kokosmilch
- 1 Tasse Kakaonibs
- 1 Tasse frische Erdbeeren, in Scheiben geschnitten (optional)

Richtungen:

1. In einem Hochleistungsmixer die gefrorenen Bananen und die Mandel-Kokosmilch vermischen.
2. Bei mittlerer Geschwindigkeit mixen. Auf den ersten Blick werden die Bananen so aussehen, als würden sie sich nicht in Eiscreme verwandeln, aber haben Sie Geduld und mixen Sie weiter; Nach etwa 3 Minuten werden sie zu Eis.
3. Füllen Sie das Eis in einen Glasbehälter mit Deckel. Abdecken und mindestens 2 Stunden einfrieren.
4. Sobald es gefroren ist, servieren Sie es in Eisbechern mit Kokosraspeln, Erdbeerscheiben (falls verwendet) und Kakaonibs.

Veggie-Power-Smoothie

Etiketten: Eifrei | Gefriergeeignet | Vegetarisch | 30 Minuten oder weniger
Vorbereitungszeit: 5 Minuten
Portionen: 2

Zutaten:

- 1 Tasse Mandel-Kokosmilch
- ½ Tasse gehackter Brokkoli
- ½ Tasse gefrorener Blumenkohl
- 1 Tasse gehackter Grünkohl

- 1 Tasse gehackter grüner Apfel plus grüne Apfelscheiben zum Garnieren (optional)
- 1 Esslöffel Honig (optional)

1. In einem Mixer Grünkohl, Brokkoli, Blumenkohl, gehackten Apfel und Mandel-Kokosmilch vermischen. 3 Minuten lang mixen, bis eine glatte und cremige Masse entsteht.
2. Probieren Sie den Honig ab und fügen Sie ihn hinzu (falls verwendet), um ihn süßer zu machen, oder lassen Sie ihn weg, um eine vegane Version zu erhalten.
3. In hohe Gläser füllen und je nach Wunsch mit einer Apfelscheibe garnieren.

Tipp:

Kochen Sie Ihr Gemüse zuerst, frieren Sie es ein und fügen Sie es dann Ihren Smoothies hinzu. Dies hilft Ihrem Körper, die Nährstoffe aus dem Gemüse besser aufzunehmen und hilft Ihnen, alles zu verdauen.

Tropischer Genuss-Smoothie

Etiketten: Eifrei | Gefriergeeignet | Vegan | 30 Minuten oder weniger
Vorbereitungszeit: 5 Minuten
Portionen: 3

Zutaten:

- 1 Tasse frische Mandel-Kokosmilch
- 1 Tasse gefrorene, gewürfelte Ananas
- 1 Tasse gefrorene Mangowürfel
- ½ Tasse Orangenscheiben
- ½ Tasse geschnittene Guave
- 1 Tasse Eiswürfel
- 1 Tasse ungesüßte Kokosraspeln zum Garnieren (optional)
- Ananasscheiben zum Garnieren (optional)

Richtungen:

1. In einem Mixer die gefrorene Ananas, Orange, Guave, Mandel-Kokosmilch, Mango und Eis vermischen.
2. 3 Minuten lang auf höchster Stufe mixen, bis eine schöne, dicke Masse entsteht.
3. Gießen Sie den Smoothie in ein Glas und belegen Sie ihn mit Kokosraspeln und Ananasscheiben (falls verwendet). Fügen Sie einen Papierschirm für eine zusätzliche Portion Tropen hinzu.

Mango-Ananas-Dreamin'-Smoothie

Etiketten: Eifrei | Gefriergeeignet | 30 Minuten oder weniger
Vorbereitungszeit: 5 Minuten
Portionen: 2

Zutaten:

- 2 Messlöffel Kollagenpeptide
- 1 Tasse Mandel-Kokosmilch
- ¾ Tasse entkernte Datteln
- 1 Tasse Eis
- 1 Tasse frische oder gefrorene gehackte Mango, plus frische Mangoscheiben zum Garnieren (optional)
- 1 Tasse frische oder gefrorene Ananaswürfel sowie frische Ananasscheiben zum Garnieren (optional)

Richtungen:

1. In einem Mixer die gehackte Mango, die gewürfelte Ananas und die Kollagenpeptide vermischen. Bei mittlerer Geschwindigkeit cremig mixen.
2. Datteln und Mandel-Kokosmilch hinzufügen. Nochmals mixen.
3. Fügen Sie das Eis hinzu. Alles 3 Minuten lang auf höchster Stufe mixen, bis eine glatte Masse entsteht.
4. Den Smoothie in Gläser füllen und mit frischer Mango und frischen Ananasscheiben (falls verwendet) garnieren.

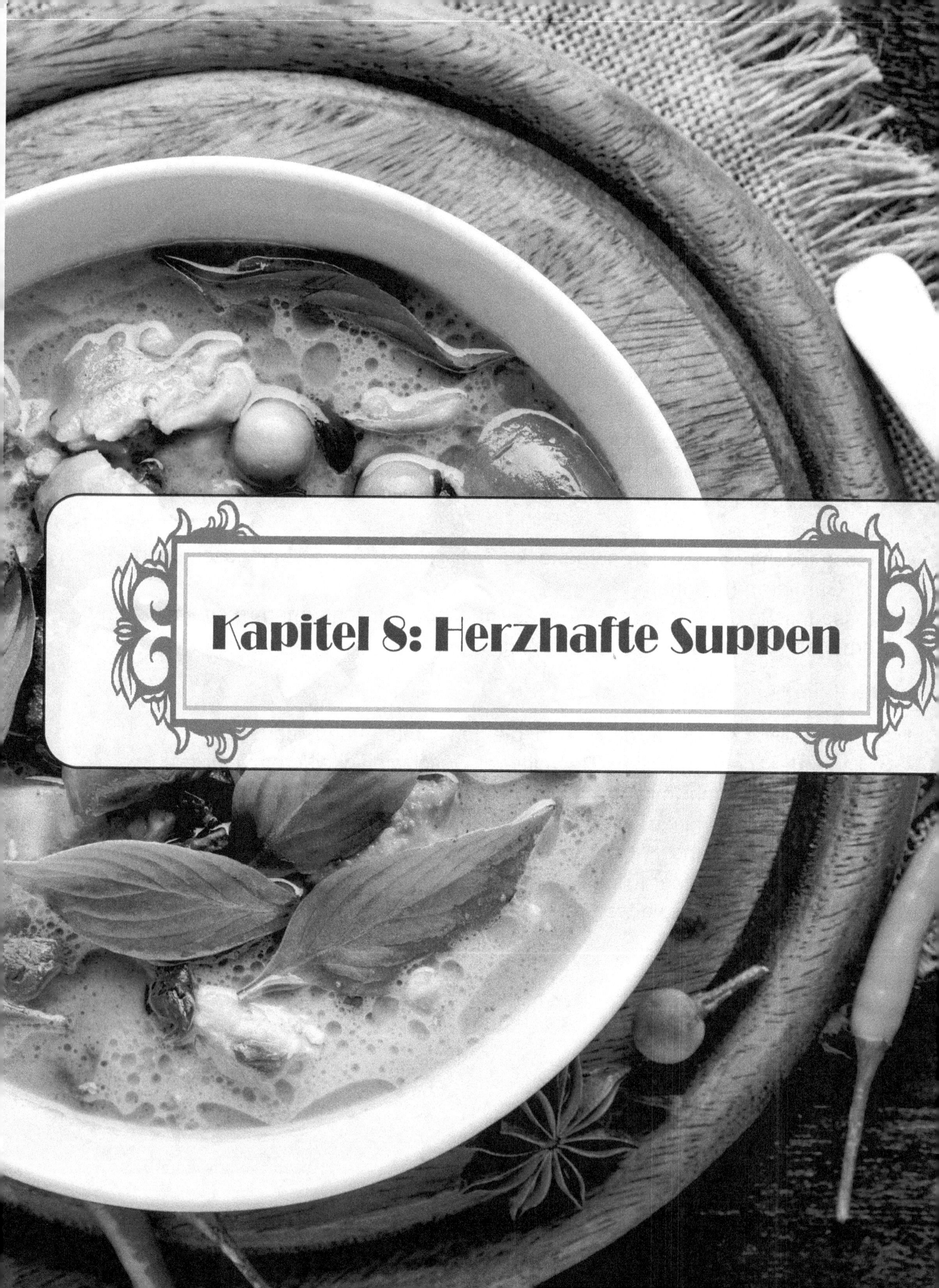

Kapitel 8: Herzhafte Suppen

Mexikanische Hühnersuppe

Etiketten: Eifrei | Gefriergeeignet | Ein Topf
Vorbereitungszeit: 20 Minuten
Kochzeit: 35 Minuten
Portionen: 5

Zutaten:

- 2 Avocados, halbiert, entkernt und in Scheiben geschnitten
- 1 Brathähnchen, zerkleinert
- 4 Tassen Hühnerbrühe
- 2 Tassen Blumenkohlreis
- 2 Tassen frisch gepresster Limettensaft
- 1 Esslöffel vollfette Kokoscreme (optional)

Richtungen:

1. In einem großen Topf bei mittlerer Hitze die Hühnerbrühe auf niedriger Stufe köcheln lassen.
2. Fügen Sie das zerkleinerte Huhn und den Blumenkohlreis hinzu.
3. 30 Minuten köcheln lassen, bis die Suppe einzudicken beginnt.
4. Den Limettensaft einrühren.
5. Servieren Sie die Suppe mit Avocadoscheiben und Kokoscreme (falls verwendet).

Eintopf-Spargelsuppe

Etiketten: Eifrei | Gefriergeeignet | Vegetarier
Vorbereitungszeit: 15 Minuten
Kochzeit: 30 Minuten
Portionen: 5

Zutaten:

- 6 Frühlingszwiebeln, weiße und hellgrüne Teile gehackt, 2 Esslöffel zum Garnieren reserviert
- 3 Pfund Spargel, holzige Enden entfernt und weggeworfen, gehackt
- 4 mittelgroße rostrote Kartoffeln, geschält und gehackt
- 4 Tassen vollfette Kokoscreme

- 6 Tassen Gemüsebrühe
- 2 Esslöffel Natives Olivenöl Extra
- Meersalz und frisch gemahlener schwarzer Pfeffer

1. Erhitzen Sie das native Olivenöl extra in einem Schmortopf oder einem großen Suppentopf bei mittlerer Hitze.
2. Die Frühlingszwiebeln hinzufügen. 3 Minuten anbraten.
3. Den Spargel hinzufügen. Unter gelegentlichem Rühren 5 Minuten kochen lassen.
4. Kartoffeln und Gemüsebrühe hinzufügen. Decken Sie den Topf ab. Zum Kochen bringen.
5. 20 Minuten kochen, bis die Kartoffeln und der Spargel weich sind.
6. Kokoscreme unterrühren. Die Suppe mit einem Stabmixer pürieren, bis eine glatte Masse entsteht. Alternativ können Sie die Suppe auch in einen Mixer geben (möglicherweise müssen Sie dies in mehreren Portionen tun) und pürieren, bis eine glatte Masse entsteht. Wenn Sie einen Mixer verwendet haben, geben Sie die Suppe zurück in den Topf.
7. Bringen Sie die Suppe erneut zum Kochen. 5 Minuten kochen, bis es dick und cremig ist.
8. Mit den beiseite gelegten Frühlingszwiebeln garnieren und mit Meersalz und Pfeffer würzen.

Butternut-Kürbis-Suppe

Etiketten: Eifrei | Gefriergeeignet
Vorbereitungszeit: 20 Minuten
Kochzeit: 50 Minuten
Portionen: 5

- 2 Pfund Butternusskürbis, der Länge nach halbiert, Kerne und Fruchtfleisch entfernt
- 3 Esslöffel geschälter und gehackter frischer Ingwer
- ¼ Tasse gehackte rote Zwiebel
- 1 Tasse Mandel-Kokosmilch
- 3 Tassen Hühnerknochenbrühe
- 2 Esslöffel Ghee

- Meersalz und frisch gemahlener schwarzer Pfeffer
- ½ Tasse gehackte frische Petersilie (optional)

Richtungen:

1. Heizen Sie den Ofen auf 350 °F (ca. 176 °C) vor.
2. Die Kürbishälften mit der Schnittseite nach unten auf ein Backblech legen.
3. 45 Minuten backen oder bis sich der Kürbis leicht mit einer Gabel durchstechen lässt. Aus dem Ofen nehmen und zum Abkühlen beiseite stellen.
4. In einem Mixer oder einer Küchenmaschine Ingwer, rote Zwiebel und Mandel-Kokosmilch vermischen.
5. Geben Sie den abgekühlten Kürbis mit einem Löffel in den Mixer. Alles bei mittlerer bis hoher Geschwindigkeit glatt rühren.
6. In einen Suppentopf geben und den Topf auf mittlere bis hohe Hitze stellen. Knochenbrühe und Ghee einrühren. 5 Minuten kochen lassen.
7. Mit Meersalz und Pfeffer gewürzt und mit frischer Petersilie (falls verwendet) garniert servieren. In einem luftdichten Behälter gekühlt ist die Suppe bis zu 3 Tage haltbar.

Geröstete Speck-Blumenkohl-Suppe

Etiketten: Eifrei | Gefriergeeignet
Vorbereitungszeit: 5 Minuten
Kochzeit: 1 Stunde 40 Minuten
Portionen: 5

Zutaten:

- 1 (12 Unzen) Packung nitratfreier Speck
- 2 Pfund Blumenkohl, in Röschen geschnitten
- 2 Tassen vollfette Kokoscreme
- 4 Tassen Hühnerbrühe
- 4 Knoblauchzehen, gehackt
- Meersalz und frisch gemahlener schwarzer Pfeffer

Richtungen:

1. Heizen Sie den Ofen auf 425 °F (ca. 215 °C) vor.
2. Einen Bräter mit Backpapier auslegen und beiseite stellen.
3. In einer Pfanne bei mittlerer bis hoher Hitze den Speck etwa 5 Minuten lang knusprig braten. Zum Abtropfen auf Papiertücher geben. Den Speck hacken und

beiseite stellen.

4. Die Blumenkohlröschen gleichmäßig in der vorbereiteten Bratpfanne verteilen.
5. 20 Minuten rösten. Den Blumenkohl nicht zu stark rösten. Sie möchten, dass es knusprig, aber nicht zu braun wird.
6. Den Blumenkohl in einen großen Topf geben und bei schwacher Hitze erhitzen.
7. Hühnerbrühe, Kokoscreme und Knoblauch hinzufügen. 1 Stunde köcheln lassen.
8. Den gehackten Speck hinzufügen. Weitere 10 Minuten köcheln lassen, bis es dick und cremig ist.
9. Die Suppe mit Meersalz und Pfeffer gewürzt servieren.

Rindfleisch Pho

Etiketten: Eifrei | Gefriergeeignet | Nussfrei | Ein Topf
Vorbereitungszeit: 10 Minuten
Kochzeit: 45 Minuten
Portionen: 5

Zutaten:

- 1 Tasse gehackte frische Minze, 2 Esslöffel zum Garnieren reserviert
- 1 Tasse gehackter frischer Basilikum, 2 Esslöffel zum Garnieren reserviert
- 1 Pfund Flanksteak, in dünne Scheiben geschnitten
- 6 Tassen Zucchini-Zoodles
- 4 Tassen Rinderbrühe
- 6 Zitronen- oder Limettenschnitze zum Servieren (optional)

Richtungen:

1. In einem mittelgroßen Topf bei mittlerer Hitze die Rinderbrühe zum Kochen bringen.
2. Minze und Basilikum hinzufügen. 3 Minuten köcheln lassen.
3. Fügen Sie die Zucchini-Zoodles hinzu. 30 Minuten köcheln lassen.
4. Das Flanksteak dazugeben. Weitere 5 Minuten köcheln lassen, bis das Steak gerade gar ist.
5. Die Suppe mit dem beiseite gestellten Basilikum und der Minze garniert servieren. Bei Bedarf mit Zitronen- oder Limettenspalten garniert servieren, damit die Gäste sie in ihre Suppe streuen können.

Slow Cooker Rindereintopf

Etiketten: Eifrei | Gefriergeeignet | Nussfrei | Slow Cooker
Vorbereitungszeit: 20 Minuten
Kochzeit: 6 Stunden 5 Minuten
Portionen: 5

Zutaten:

- 2 Pfund Rinderhackbraten, gewürfelt
- 6 mittelgroße Süßkartoffeln, gewürfelt
- 1 mittelgroße weiße Zwiebel, gewürfelt
- 2 Knoblauchzehen, gehackt
- 6 Tassen Rinderbrühe
- 4 Selleriestangen, in Scheiben geschnitten
- Meersalz und frisch gemahlener schwarzer Pfeffer

Richtungen:

1. In einem Topf bei mittlerer Hitze das Rindfleisch 5 Minuten lang garen, bis es gar ist.
2. In den Slow Cooker geben und mit Meersalz und Pfeffer würzen.
3. Rinderbrühe, Knoblauch, Zwiebel und Sellerie hinzufügen. Mit den Süßkartoffeln belegen.
4. Vorsichtig umrühren. Decken Sie den Herd ab und stellen Sie ihn auf hohe Hitze. 6 Stunden kochen lassen.
5. Den Eintopf nach Bedarf mit mehr Meersalz und Pfeffer garniert servieren.

Champignoncremesuppe

Etiketten: Eifrei | Gefriergeeignet | Ein Topf | Vegetarier
Vorbereitungszeit: 20 Minuten
Kochzeit: 40 Minuten
Portionen: 5

Zutaten:

- 4 Tassen geschnittene Champignons
- 1 mittelgroße rote Zwiebel, gehackt
- 2 Knoblauchzehen, gehackt
- 4 Tassen Gemüsebrühe
- ¼ Tasse Ghee
- Meersalz und frisch gemahlener schwarzer Pfeffer
- 4 Thymianzweige entfernt, plus weitere zum Garnieren
- 3 Tassen vollfette Kokoscreme, plus mehr zum Garnieren (optional)

Richtungen:

1. In einem großen Topf bei mittlerer Hitze das Ghee schmelzen.
2. Fügen Sie die rote Zwiebel und den Knoblauch hinzu. Etwa 7 Minuten lang anbraten, bis die Zwiebel gebräunt ist.
3. Die Pilze dazugeben und umrühren. Die Thymianblätter hinzufügen. 2 Minuten kochen lassen.
4. Gemüsebrühe und Kokoscreme angießen. Zum Kochen bringen.
5. 30 Minuten kochen, bis die Suppe dick und cremig ist.
6. Mit weiteren Thymianblättern (falls verwendet) garniert und mit Meersalz und Pfeffer gewürzt servieren. Wenn Sie möchten, können Sie auch etwas Kokoscreme darüber träufeln.

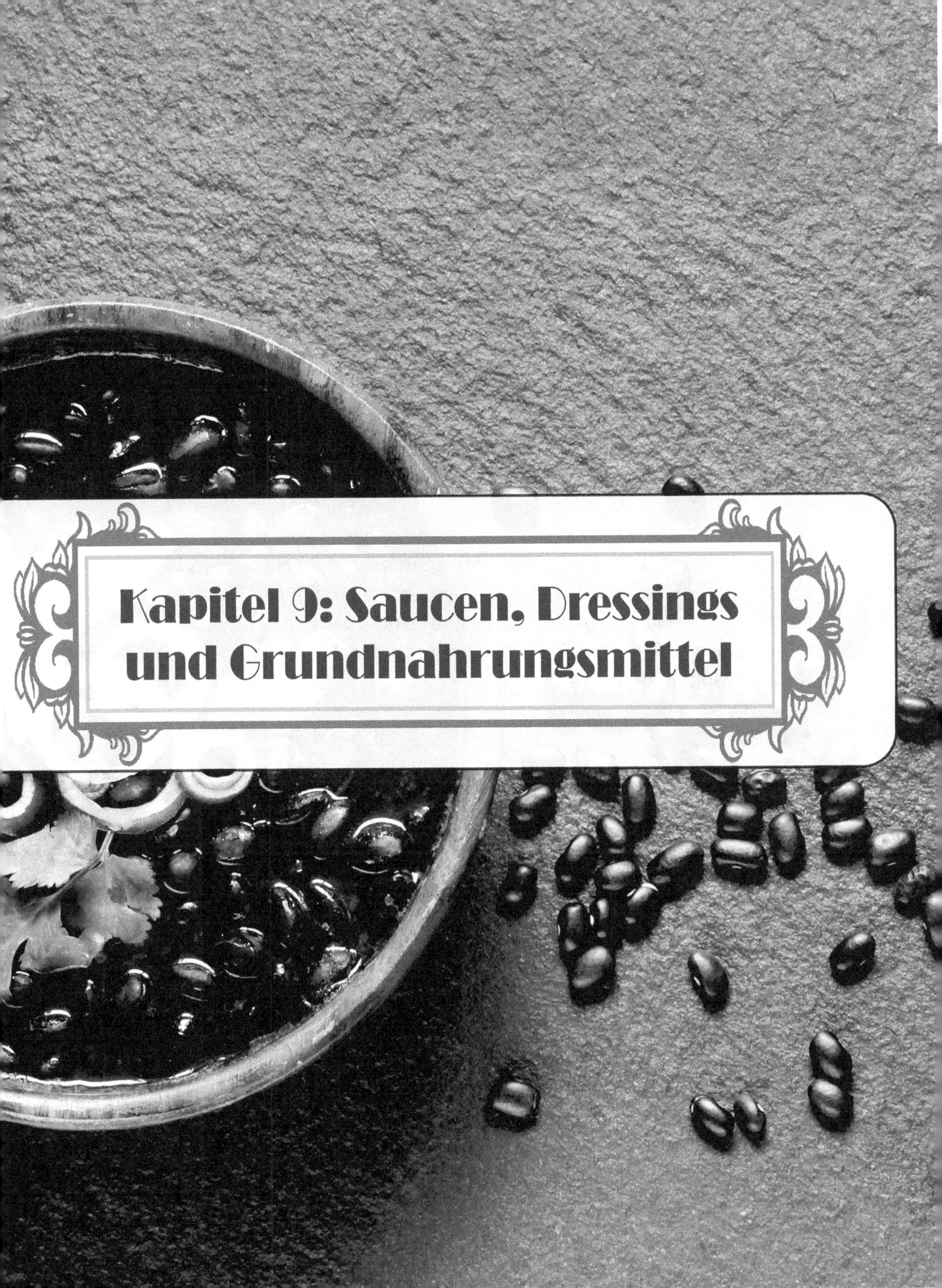

Kapitel 9: Saucen, Dressings und Grundnahrungsmittel

Balsamico-Vinaigrette

Etiketten: Eifrei | Nussfrei | Vegan | 30 Minuten oder weniger
Vorbereitungszeit: 5 Minuten
Ergibt: etwa 1 Tasse

Zutaten:

- 2 Esslöffel frische Rosmarinblätter
- 2 Esslöffel frische Oreganoblätter
- ¼ Tasse frisch gepresster Zitronensaft
- ¼ Tasse Balsamico-Essig
- 1 Knoblauchzehe, gehackt
- ½ Tasse Natives Olivenöl Extra

Richtungen:

1. Rosmarin und Oregano in einer Küchenmaschine fein zerkleinern.
2. Den Knoblauch hinzufügen. Pulsieren Sie erneut 30 Sekunden lang.
3. Zitronensaft, Essig und natives Olivenöl extra hinzufügen.
4. Noch 1 Minute lang mixen, bis das Dressing gut vermischt ist.
5. In ein Glasgefäß mit Deckel umfüllen, fest verschließen und bis zu 1 Woche im Kühlschrank aufbewahren.

Blumenkohl-Tortillas

Etiketten: Gefriergeeignet | Nussfrei | Vegetarisch | 30 Minuten oder weniger
Vorbereitungszeit: 10 Minuten
Kochzeit: 15 Minuten
Ergibt: 8 Tortillas

Zutaten:

- 1 Kopf Blumenkohl, in Röschen geschnitten
- 1 Tasse gehackter frischer Koriander
- 1 Teelöffel Paprika
- 2 große Eier
- 4 Knoblauchzehen
- Meersalz und frisch gemahlener schwarzer Pfeffer

Richtungen:

1. Heizen Sie den Ofen auf 400 °F (ca. 204 °C) vor.
2. Zwei Backbleche mit Backpapier auslegen und beiseite stellen.
3. Den Blumenkohl in einem Mixer oder einer Küchenmaschine zerkleinern, bis eine reisähnliche Konsistenz entsteht.
4. Eier, Koriander, Knoblauch und Paprika hinzufügen. Mit Meersalz und Pfeffer würzen. 3 Minuten lang pulsieren, bis alles gut vermischt ist.
5. Geben Sie die Mischung auf die vorbereiteten Backbleche und formen Sie daraus Kreise, so dick oder dünn, wie Sie möchten.
6. 15 Minuten lang goldbraun backen, dabei nach der Hälfte der Backzeit die Backbleche von oben nach unten und von vorne nach hinten wechseln.
7. Abkühlen lassen. In einem verschlossenen Glasbehälter bis zu 5 Tage im Kühlschrank lagern oder einfrieren.

Tipp:

Diese halten besser zusammen, wenn Sie überschüssige Flüssigkeit aus dem Reisblumenkohl drücken, bevor Sie die Eier und andere Zutaten hinzufügen. Schaufeln Sie dazu den geriebenen Blumenkohl aus der Küchenmaschine in ein sauberes Geschirrtuch und drücken Sie so viel Flüssigkeit wie möglich heraus. Geben Sie den Blumenkohl wieder in die Küchenmaschine und fahren Sie mit dem Rezept fort.

Caesar Dressing

Etiketten: Nussfrei | 30 Minuten oder weniger
Vorbereitungszeit: 5 Minuten
Ergibt: etwa 1½ Tassen

Zutaten:

- ½ Tasse hausgemachte Mayonnaise
- 1 Esslöffel Dijon-Senf
- ¼ Tasse gehackte Sardellen
- 3 Knoblauchzehen, gehackt
- ½ Tasse Natives Olivenöl Extra
- 1 Esslöffel frisch gepresster Zitronensaft
- Meersalz und frisch gemahlener schwarzer Pfeffer

Richtungen:

1. In einer Küchenmaschine Mayonnaise, Sardellen, Knoblauch, Senf, natives

Olivenöl extra und Zitronensaft vermischen.

2. Mit Meersalz und Pfeffer würzen. 1 Minute lang mixen, bis eine glatte Masse entsteht. Bei Bedarf etwas Wasser hinzufügen, um die richtige Konsistenz zu erreichen.

3. In ein Glasgefäß mit Deckel umfüllen, fest verschließen und bis zu 1 Woche im Kühlschrank aufbewahren.

Frischer Meerrettich

Etiketten: Eifrei | Nussfrei | Vegan | 30 Minuten oder weniger
Vorbereitungszeit: 5 Minuten
Ergibt: 3 Tassen

Zutaten:

- 2 Tassen gehackte, geschälte frische Meerrettichwurzel
- 2 Esslöffel gehackter Knoblauch
- 1 Tasse Weißweinessig
- 1 Teelöffel Meersalz

Richtungen:

1. In einem Mixer Meerrettich, Essig, Knoblauch und Meersalz vermischen. Wenn Sie reinen Meerrettich möchten, verwenden Sie mehr Meerrettich und weniger Flüssigkeit. Wenn Sie den Meerrettich cremiger wünschen, verwenden Sie mehr Flüssigkeit.

2. Bis zur gewünschten Konsistenz verarbeiten. So einfach ist das. In einem luftdichten Behälter gekühlt bis zu 3 Wochen haltbar.

Hausgemachter Senf

Etiketten: Eifrei | Nussfrei | Vegan | 30 Minuten oder weniger
Vorbereitungszeit: 5 Minuten
Ergibt: etwa 1½ Tassen

Zutaten:

- ½ Tasse destillierter weißer Essig
- 1 Tasse gemahlene Senfkörner
- 1 Tasse Wasser

- Meersalz und frisch gemahlener schwarzer Pfeffer

1. In einer kleinen Schüssel den gemahlenen Senf und das Wasser vermischen. Gut verquirlen.
2. Den Essig hinzufügen. Mit Meersalz und Pfeffer würzen. Nochmals gut verquirlen.
3. In einem luftdichten Behälter gekühlt bis zu 3 Monate haltbar.

Hausgemachte Mayonnaise

Etiketten: Nussfrei | Vegetarisch | 30 Minuten oder weniger
Vorbereitungszeit: 5 Minuten
Ergibt: etwa 1½ Tassen

Zutaten:

- 2 Teelöffel frisch gepresster Zitronensaft, plus mehr nach Bedarf
- ½ Teelöffel Meersalz, plus mehr nach Bedarf
- 1 Esslöffel Dijon-Senf
- 1 Tasse Avocadoöl
- 2 große Eier

Richtungen:

1. In einem hohen Glas Avocadoöl, Eier, Zitronensaft, Meersalz und Senf vermischen.
2. Mit einem Stabmixer alles 1 Minute lang bei mittlerer Geschwindigkeit mixen, dabei darauf achten, dass sich die Klinge am Boden des Glases befindet.
3. Heben Sie den Stabmixer langsam an, um die Mayonnaise aufzulockern. Setzen Sie dies 2 Minuten lang fort.
4. Abschmecken und nach Bedarf mehr Zitronensaft und Meersalz hinzufügen.
5. In ein Glasgefäß mit Deckel umfüllen, fest verschließen und bis zu 4 Wochen im Kühlschrank aufbewahren.

Guacamole

Etiketten: Eifrei | Nussfrei | Vegan | 30 Minuten oder weniger
Vorbereitungszeit: 5 Minuten
Ergibt: etwa 2 Tassen

Zutaten:

- 4 Avocados, geschält, halbiert, entkernt und fein gewürfelt
- 1 mittelgroße rote Zwiebel, fein gewürfelt
- Saft von ½ bis 1 Zitrone
- Saft von 2 Limetten
- 1 Esslöffel frisch gemahlener schwarzer Pfeffer
- 1½ Teelöffel Meersalz

Richtungen:

1. In einer Küchenmaschine Avocados, Limettensaft, Zitronensaft, rote Zwiebeln, Pfeffer und Meersalz vermischen. Zu einer glatten Masse verarbeiten.
2. Kühlen Sie die Guacamole in einem luftdichten Glasbehälter mit einer Schicht Wasser darauf, um sie frisch zu halten. Es ist einige Tage haltbar. Gießen Sie einfach das Wasser ab und rühren Sie die Guacamole vor dem Servieren um.

Tomatensauce

Etiketten: Gefriergeeignet | 30 Minuten oder weniger
Vorbereitungszeit: 5 Minuten
Kochzeit: 10 Minuten
Ergibt: etwa 8 Tassen

Zutaten:

- 2 Tassen gehackte Roma-Tomaten
- ¼ Tasse frische Petersilie, gehackt
- ½ Teelöffel getrockneter Oregano
- 4 Knoblauchzehen, gehackt
- ½ Tasse Hühnerbrühe
- 1 Zwiebel, gehackt
- ¼ Tasse Olivenöl

Richtungen:

1. Das Olivenöl in einer Pfanne bei mittlerer Hitze etwa 30 Sekunden lang erhitzen.
2. Geben Sie die gehackte Zwiebel und den gehackten Knoblauch in die Pfanne und braten Sie die Zwiebel und den Knoblauch 3 Minuten lang oder bis sie braun sind.
3. Gießen Sie die Hühnerbrühe in die Pfanne und braten Sie alles 1 Minute lang an.
4. Gehackte Tomaten, frische Petersilie und getrockneten Oregano hinzufügen.
5. Bei schwacher Hitze 15 Minuten köcheln lassen, bis die Soße schön dickflüssig ist. Paläo-Tomatensauce wird im Gefrierschrank in einem luftdichten Behälter bis zu 6 Monate lang aufbewahrt.

Rübenrelish

Etiketten: Eifrei | Nussfrei | Vegan
Vorbereitungszeit: 5 Minuten
Ergibt: etwa 3 Tassen

Zutaten:

- 2 Tassen japanische Gurken, sehr fein gewürfelt
- 1 Tasse destillierter weißer Essig
- 1 Tasse Rübensaft, abgesiebt
- 1 Teelöffel Meersalz

Richtungen:

1. Halten Sie ein sterilisiertes Glasgefäß in Quartgröße mit Deckel bereit.
2. In einer großen Schüssel Gurken, Essig, Rübensaft und Meersalz vermischen.
3. Umrühren, um alles gut zu vermischen. In das Glas umfüllen und mit dem Deckel fest verschließen.
4. Stellen Sie das Glas zur Seite, um es drei Tage lang zu gären. Je länger es gärt, desto stärker wird es schmecken. Im Kühlschrank verschlossen 5 Monate haltbar.

Einfacher Ketchup

Etiketten: Eifrei | Nussfrei | Vegetarisch | 30 Minuten oder weniger
Vorbereitungszeit: 5 Minuten
Ergibt: etwa 1½ Tassen

Zutaten:

- 3 Esslöffel Apfelessig
- 1 (6 Unzen) Dose Tomatenmark
- ¼ Tasse Honig (oder Melasse)
- ¼ Tasse Wasser
- Meersalz und frisch gemahlener schwarzer Pfeffer

Richtungen:

1. In einer kleinen Schüssel Tomatenmark, Honig, Wasser und Essig verrühren. Mit Meersalz und Pfeffer würzen.
2. Zum Festwerden einige Stunden im Kühlschrank lagern. In einem luftdichten Behälter gekühlt bis zu 1 Woche haltbar.

Zitrusvinaigrette

Etiketten: Eifrei | Nussfrei | Vegan | 30 Minuten oder weniger
Vorbereitungszeit: 5 Minuten
Ergibt: etwa 1½ Tassen

Zutaten:

- ½ Tasse frisch gepresster Zitronensaft oder Limettensaft
- 1 Knoblauchzehe, gehackt
- 2 Esslöffel frisch gemahlener schwarzer Pfeffer
- 1 Tasse natives Olivenöl extra
- 1 Esslöffel Meersalz

Richtungen:

1. In einem Glasgefäß in Pint-Größe mit Deckel das Natives Olivenöl Extra, Zitronen- oder Limettensaft, Meersalz, Knoblauch und Pfeffer vermischen.
2. Verschließen Sie den Deckel fest und schütteln Sie alles gut, bis alles gut vermischt ist. Im Kühlschrank bis zu 3 Wochen haltbar.

Gurkenrelish

Etiketten: Eifrei | Nussfrei | Vegan
Vorbereitungszeit: 5 Minuten
Ergibt: 4 Tassen

Zutaten:

- 4 große Gurken, entkernt, superfein gewürfelt
- 1 Tasse gehackter frischer Dill
- ½ Tasse Weißweinessig
- 2 Teelöffel Meersalz

Richtungen:

1. Halten Sie ein sterilisiertes Glasgefäß in Quartgröße mit Deckel bereit.
2. In einer mittelgroßen Schüssel die Gurkenwürfel, den Dill und das Meersalz verrühren.
3. Füllen Sie die Gurkenmischung mit einem Holzlöffel oder Ihrer sauberen Faust fest in das Glas und achten Sie darauf, so viel Wasser wie möglich aus der Mischung zu extrahieren.
4. Geben Sie den Essig hinzu und lassen Sie dabei mindestens 2,5 cm Platz zwischen der Flüssigkeit und dem oberen Rand des Glases, da sich die Mischung beim Gären ausdehnt. Verschließen Sie das Glas fest mit dem Deckel.
5. Stellen Sie das Glas für 2 bis 5 Tage an einen warmen Ort, je nachdem, wie sauer Sie Ihr Relish mögen. Im Kühlschrank bis zu 3 Monate haltbar. Wenn Sie Anzeichen von Schimmel bemerken, entsorgen Sie das Relish.

Ranch-Dressing

Etiketten: Vegetarisch | 30 Minuten oder weniger
Vorbereitungszeit: 5 Minuten
Ergibt: etwa 1¾ Tassen

Zutaten:

- 1 Tasse hausgemachte Mayonnaise
- ½ Tasse vollfette Kokoscreme
- ¼ Tasse gehackte frische Petersilie
- ¼ Tasse gehackter frischer Schnittlauch
- ¼ Tasse gehackter frischer Dill
- 1 Teelöffel Meersalz

Richtungen:

1. In einer Küchenmaschine Mayonnaise, Petersilie, Dill, Schnittlauch, Kokoscreme und Meersalz vermischen. So lange verarbeiten, bis alles gut vermischt ist.
2. In ein Glasgefäß mit Deckel umfüllen, fest verschließen und bis zu 1 Woche im Kühlschrank aufbewahren.

Barbecue Soße

Etiketten: Eifrei
Vorbereitungszeit: 5 Minuten
Kochzeit: 40 Minuten
Ergibt: etwa 4 Tassen

Zutaten:

- 2 (6 Unzen) Dosen Tomatenmark
- ¾ Tasse hausgemachter Senf
- 2 Esslöffel Kokos-Aminosäuren
- 1 Knoblauchzehe, gehackt
- 1 Tasse Apfelessig
- 1 Tasse Wasser
- ½ Tasse einfacher Ketchup

Richtungen:

1. In einer großen Pfanne bei schwacher Hitze Knoblauch, Essig, Wasser, Ketchup, Senf, Tomatenmark und Kokosnuss-Aminosäuren verrühren. 40 Minuten köcheln lassen.
2. In ein Glasgefäß mit Deckel umfüllen, fest verschließen und bis zu 3 Wochen im Kühlschrank aufbewahren.

Metrikkonvertierungen

1 Teelöffel = 5 ml	¾ Teelöffel = 3,7 ml
⅔ Teelöffel = 3,3 ml	½ Teelöffel = 2,5 ml
⅓ Teelöffel = 1,6 ml	¼ Teelöffel = 1,2 ml
⅛ Teelöffel = 0,6 ml	

1 Esslöffel = 15 ml	¾ Esslöffel = 11 ml
⅔ Esslöffel = 10 ml	½ Esslöffel = 7,4 ml
⅓ Esslöffel = 5 ml	¼ Esslöffel = 3,7 ml
⅛ Esslöffel = 1,8 ml	

1 Tasse = 237 ml	¾ Tasse = 177 ml
⅔ Tasse = 158 ml	½ Tasse = 118 ml
⅓ Tasse = 79 ml	¼ Tasse = 59 ml
⅛ Tasse = 30 ml	

1 Unze = 30 ml (Flüssigkeit)	½ Unze = 15g
1 Unze = 30g	2 Unzen = 60g
3 Unzen = 85g	4 Unzen = 115g
5 Unzen = 142g	6 Unzen = 170g
7 Unzen = 198g	8 Unzen = 225g
9 Unzen = 255g	10 Unzen = 283g
11 Unzen = 312g	12 Unzen = 340g
16 Unzen = 455g	

4 Pfund = 1810g	3½ Pfund = 1590g
3 Pfund = 1360g	2½ Pfund = 1130g
2 Pfund = 907g	1½ Pfund = 680g
1¼ Pfund = 567g	1 Pfund = 454g
½ Pfund = 227g	